JN078671

診療放射線技師のための
研究論文・
レポートの
書き方

［編著］

熊谷孝三

広島国際大学名誉教授

医療科学社

はじめに

　文章は、読む人から理解してもらえるように書くのは難しい。医療技術系の学生は、臨床実習や学内実習においてレポートの提出を求められるが、大学の授業で「文章の書き方」を教わることはない。しかしながら、社会では、わかりやすい文書を書くことが要求されている。また、難易度の高い資格試験でも文章の書き方が求められている。文章の書き方は自ら学ぶしか方法がないのである。

　筆者は、病院勤務時代に病院長や事務担当者に多くの書類を提出してきた。また、学会誌や研究会雑誌に学術論文を投稿したり、大学院の後期博士課程では博士論文を執筆したりした。さらに、通信教育の文章講座で文章の書き方を学んだ。そういう中で感じたことは、文章の書き方はルールに基づく書き方を習得しなければならないが、そのためには代表的な例文を模倣することから始めるのがよいのではないかと思う。

　また、筆者は難関といわれる「技術士（原子力・放射線）」の国家資格を取得した。技術士試験は、最終的な資格登録までに、一次試験、二次試験、面接試験が課せられている。一次試験の合格はそれほど難しいものではないと思われたが、二次試験の合格を勝ち取るまでには時間がかかった。不合格の原因を分析した結果、専門知識、応用能力、問題解決能力をさらに身に付けることが重要なことであったが、文章の書き方のまずさを第一に克服する必要があるということに気がついた。したがって、合格を手に入れるためには、「文章の書き方」を見直し、あらためて方法を修得する必要があったのである。そのために、セミナーに参加し、合格のノウハウと同時に、わかりやすい文章作成の方法を学んだ。その結果、技術士の二次試験に合格することができた。社会で適切な文章表現を行うためには、専門知識と合わせて文章作成のノウハウを学習しなければならない。

　本書には、臨床実習レポート、学内実習レポート、研究論文の文章作成の名人につながる手法がしたためられている。これに、診療放射線技師の就職試験で出題される「小論文」の予想問題、就職のために必要な「履歴書」の書き方を加えた。

　ぜひ、医療技術系大学学生・大学院生、診療放射線技師学生、看護学生、医学生、さらに社会人の方々は、「研究論文・実験報告書の書き方」を学び、研究論文、レポートや病院での報告文書を作成するために役立てて頂きたいと願っている。

2021 年 4 月吉日

熊谷　孝三

著者略歴

熊谷　孝三（くまがい　こうぞう）

広島国際大学 名誉教授（工学博士）

九州大学大学院工学府エネルギー量子工学博士後期課程修了

厚生労働省診療放射線技師国家試験委員、日本高等教育評価機構大学機関
別認証評価員

広島国際大学客員教授・大学院総合人間研究科長・保健医療学部長・保健
医療学科長、九州大学医学部非常勤講師、京都医療科学大学医療科学部非
常勤講師、三次看護専門学校非常勤講師、（一社）日本ラジオロジー協会
理事、（公社）日本放射線技術学会理事、（公社）日本放射線技術学会放射
線治療分科会会長、（公社）日本放射線技術学会第 62 回総会学術大会大会
長、日本放射線治療専門放射線技師認定機構理事長、全国国立病院療養所
放射線技師会理事、（公社）福岡県放射線技師会副会長、放射線治療研究
会代表世話人、日本放射線治療品質管理機構理事などを歴任

第 57 回保健文化賞、厚生労働大臣表彰、福岡県知事表彰、福岡市長表彰、
（公社）日本放射線技師会会長表彰、（公社）日本放射線技師会中村学術賞、
（公社）日本放射線技術学会梅谷賞、（公社）日本放射線技術学会学術賞な
ど受賞多数

CONTENTS

第 5 章　実験レポートの書き方　　　　68

第 6 章　学内実習レポートの例　　　　69

第 7 章　臨床実習レポートの書き方　　90

第 8 章　研究論文の書き方　　　　　94

第1章

文書の書き方のルール

1. はじめに

　広辞苑によれば、文書は「文字で人の思想を表したもの」、文章は「文字を連ねてまとまった思想を表現したもの」とされている[1]。文書は、「文字で書き表したもの、書き物」、文章は「いくつかの文を連ねて、まとまった思想や感情を表したもの」で、「書き言葉」とされている。両方は似ているが、まず、言葉（文字）があり、文字を連ねたものが文章であり、文章を連ねて一つの思想を表現したものが文書である[2]。本書には、「文書」と「文章」を区別して用いている。

　文書は、新聞記事のように現代表記に基づいて記載していかなければならない。いわゆる、現代表記法の手本は新聞の活字である。

　適切な文書の書き方は、次のように要約される。

　　　①決まった様式や作法で書く。

　　　②主語と述語を明確にする。

　　　③ひとつの文章は、一つの事柄を述べる。

　　　④豊富な知識や見識に基づいて文書を作成する。

　文書には、社内文書、業務報告書、プレゼンテーション原稿、提案書、学生実習レポート、研究論文などがあるが、これらには若干の違いがあるものの、わかりやすく書くということでは同じである。したがって、文書は相手に理解してもらうためにわかりやすい表現が求められる。

2. 現代表記法

「表記の基準」は「朝日新聞の用語の手引き」[2]に基づいて述べる。

　現代表記法は次のように要約されている。

　　　①文書は、わかりやすい口語体で書く。

　　　②常用漢字、現代仮名遣いによる漢字、平仮名交じり文を主体とする。必要に応じて片仮名やローマ字を用いる。

　　　③医学用語は、常用漢字を用いるのがよいが、医学辞書や参考書のとおり用いても差し支えない。

④送り仮名の付け方はルールに従う。

（1）漢字

漢字は、原則として「常用漢字表」をその音訓の示す範囲内で用いる。この範囲内で書き表されない言葉は別の言葉に言い換えるか、仮名書きにする。ただし、次の場合は、表外字または表外音訓を使ってもよい。臨床実習レポートでは、医学用語は原語のままを用いるのが望ましい。

①固有名詞

人名、地名、学校名、団体名、会社名、商法名、建造物名などである。ただし、固有名詞でも読みにくいものは、その下にカッコして読み方を示すのがよい。

地名、人名の振り仮名では、発音通りに「ぢ、づ」は、「じ、ず」とする。

②栄典、称号、官職名、およびこれに類するもの

③文学作品、美術品、映画、演劇、テレビ、ラジオのドラマ、歌謡曲などの題名

④古典芸能の名称

歌舞伎、義太夫、浄瑠璃、箏曲、常磐津、長唄（小唄、地唄、端唄）、浪花節、琵琶の用例に限定される。

⑤学術上の用語で適当な言い換えのないもの

弥生、鍾乳洞の用例に限る。

⑥その他、適切な言い換え、書き換えができないもの

桂馬、華僑など。

⑦小説、短歌、俳句、川柳、詩などの文芸作品や古文などの引用

⑧寄稿原稿で言い換え、書き換え、または仮名書きが困難なもの

表外字を使う場合は、その後の下にカッコ書きして読み方を示すこと。二度目から漢字だけでよい。読み仮名は、表外字だけでなく、その成語、述語の全部に付けること。表外字とは「常用漢字表」に含まれない漢字である。

⑨一般原稿でも、適切な言い換えがなく、仮名書きでは意味がわかりにくいもの

表外字を使う場合は、その後の下にカッコ書きして読み方を示すこと。二度目から漢字だけでよい。読み仮名は、表外字だけでなく、その成語、述語の全部に付けること。

常用漢字表は、法令、公用文書、新聞、雑誌、放送など一般の社会生活において、

現代の国語を書き表す場合の漢字使用の目安を表すものである。この表は、科学、技術、芸術その他の各種専門分野や個人の表記まで及ぼすものではない、ただし、専門分野の語であっても、一般の社会生活と密接に関連する標記については、これを参考にすることが望ましい。また、この表は、都道府県名に用いる漢字およびそれに準じる漢字を除き、固有名詞を対象とするものではない。この表は、過去の著作や文書における漢字使用を否定するものでもない。この表の運用は、個々の事情に応じて適切な考慮を加える余地がある[3]。

（2）平仮名

①連体詞、感動詞、助動詞、助詞、補助動詞、形式名詞などは原則として平仮名で書く。

- ・連体詞は、「ある、この、その、わが」などである。
- ・感動詞は、「おはよう、こんにちは、ああ、あら、いや、おや、そら、はい、ウワア、ハハハ」などである。
- ・助動詞は、「ようだ、そうだ」などである。
- ・助詞は、「くらい、ぐらい、だけ、ほど」などである。
- ・補助動詞は、「である、している、しておく、になってくる」などである。
- ・形式名詞は、「うち、こと、とき、ところ、もの、わけ」などである。

②接頭語、接尾語には平仮名で書くものがある。

- ・接頭語は、「お・・・、ご・・・、み・・・、ず・・・」などである。
- ・接尾語は、「強み、高め、短め、控えめ、久しぶり、危なげ、黒目がち」などである。

③誤読のおそれのあるものは、なるべく平仮名で書く。

- ・例えば、「出どころ（出所）、あいさつ（挨拶）、あっせん（斡旋）、ぜいたく（贅沢）」などである。

④甚だしい当て字は、平仮名書きにする。

- ・例えば、「うちわ（団扇）、あっぱれ（天晴れ）、じだんだ（地団駄）、はやり（流行）、めでたい（目出度い）、ございます（御座居ます）」などである。

（3）片仮名

次の場合は、原則として片仮名書きとする。

①常用漢字表とその音訓の範囲内で書けない動植物名

- ・例えば、「ライオン、トラ、チューリップ、ブロッコリ、オナガドリ」な

どである。ただし、漢字でよいものは、次のとおりである。

・「牛、馬、犬、豚、羊、像、鶏、鯨、蚊、蚤、猿、猫、蛍、蛇、亀、貝」「松、竹、梅、桜、麦、芋、豆、杉、菊、桑、茶、柳、漆、麻、稲、芝、菜、藻、綿」である。

②外国（中国、朝鮮などを除く）の地名や人名

ただし、「米、英、独、仏、ソ連、および国名を列記する場合の伊、印、加、豪、比」は使用してもよい。

③外来語

一般に語源がわからなくなったものは、平仮名で書く。

「きせる」「かるた」「じゅばん」「さらさ」などである。

④擬音、擬声語

「ゴトゴト、ゴーゴー、ドカン、ワンワン、チチチ、ブンブン」などである。ただし、感動を表す語も、特に強調する場合は、例えば、「オヤ、マア、ギョッ、ハハハ」などは、擬声語に準じて片仮名で書いてもよい。

⑤擬態語

「ぶらぶら、さらさら」などの擬態語は、できるだけ平仮名で書くが、ニュアンスを出す場合は、片仮名で書いても差し支えない。

⑥俗語や隠語

例えば、「ゴマスリ、チャチ、インチキ、ピンハネ、ベラボウ」などである。しかしながら、俗語や隠語は、特に必要な場合以外には使用しない。

⑦一カ所、一カ条、一町目四ノ五などの場合の「カ」、「ノ」

⑧その他

例えば、「それは結構だね、出るクイは打たれる」などがある。これは、言葉などの微妙な意味合いを出すため、および平仮名文中での埋没を避けるためなどに用いられる。

（4）漢字と仮名の使い分け

使い分けの代表的な例は次のとおりである。

①接続詞

「あるいは、かつ、しかし、しかも、すなわち、それとも、ただし、ところが、ないし、なお、また、併せて、したがって、故に、および、並びに」などである。

②代名詞

「おれ、あなた、どなた、だれ、どれ、これ、それ、ここ、そこ、あれ、あっ

ち、そっち、ことら、どちら」「私、僕、君、彼、彼女、自分」などである。

③副詞

　・音読みの副詞は、漢字にあまり意味がない音読みの副詞は、平仮名書き
　　にする。

「いちいち、いったん、いっぱい、いちずに、いっさんに、ぎょうさん、せっ
かく、ぜひとも、せんだって、だいぶ、だいぶん、たくさん、だんだんに、ちょ
うど、ちょっと、とうとう、まんざら、めったに、めっぽう、もちろん」

「暗に、案外、案の定、依然、一応、一概に、一時に、一気に、一向に、一
切、一緒に、一斉に、一層に、一番、一般に、一遍に、一にかかって、往々、
概して、皆目、格別、元来、結局、決して、現に、巌に、今後、懇々と、今度、
散々に、次第に、至極、実際、実に、重々、終始、従来、十分に、少々、徐々に、
真に、随分、切に、絶対に、全然、大概、大層、大して、大体、大変、多分、
断じて、同時に、単に、体よく、当然、到底、特に、途端に、突然、非常に、
別に、本当に、万一、無理やり、無論、毛頭、優に、余計に、余程」

・訓読みの副詞のうち、漢字を用いた方が、意味の明らかになる場合は漢字書
きにしてもよい。

「あくまで、あえて、あらかじめ、いかにも、いくぶん、いささか、いず
れ、いたく、いたずらに、いつか、いやに、いよいよ、おいおい、おおか
た、おおむね、おおよそ、およそ、おちおち、かえって、かなり、かねて、
ことごとく、さしずめ、さぞ、ざっと、しばらく、すぐに、すこぶる、すっ
かり、すべて、たかだか、ただ、たとえ、たまたま、ついに、とても、と
もども、とりわけ、なかなか、なるほど、ぬけぬけと、ほとんど、ほぼ、
まさか、まさしく、まさに、ますます、まず、まだ、まるで、むしろ、もし、
もとより、もはや、やがて、やにわに、やはり、ようやく、わざわざ」

「挙げて、余りに、新たに、改めて、至って、今更、今にも、大いに、恐らく、
恐る恐る、主に、重ねて、必ず、仮に、辛うじて、代わる代わる、極めて、
試みに、事ごとに、殊に、殊の外、好んで、幸い、更に、強いて、仕方なく、
親しく、渋々と、少なくとも、少し、既に、絶えず、互いに、巧みに、直ちに、
例えば，度々、近々、次いで、次々に、謹んで、努めて、常に、露ほども、時々、
何か、何しろ、何とぞ、何分、何故、何だか、図らずも、初めて、果たして、
甚だ、早々と、翻って、再び、奮って、程々に、誠に、全く、丸々、最も、
夢にも、割合に、割りかた、割に」

5

(5) 区切り符号など

①句点、くてん（ 。 ）

- ・句点は文の終わりに付ける。
- ・かぎ括弧や丸括弧の文の最後には句点は必要ない。
- ・辞令、地名、人名、人名、事物の列挙の末尾には付けない。
- ・文末に部分的注釈の括弧を使う場合は、閉じ括弧の後に句点を付ける。ただし、二つ以上の文章を総括する場合は、句点は括弧の前につける。
- ・敬称略の語やクレジットなどをカッコに入れ、文末に付ける時は、カッコの前に句点をつける。
- ・文末に疑問符？ や感嘆符！ のあとは、一字あけて句点は付けない。

②読点 、とうてん（ 、）

- ・読点は文書を読みやすくするためや文意を正しく伝えるために、息の切れ目や、読みの間（ま）を考えて打つ。
- ・主題となる語につく助詞（「は」など）の次に、句・文が短い時は省いてもよい。
- ・修飾語句が誤解されるおそれのあるとき。
- ・副詞の帰属（つぎ従うこと）を明らかにする必要があるとき。
- ・修飾節の対象を明らかにさせるとき。
- ・仮名や漢字がくっつきやすいとき。

③中点、ちゅうてん（ ・ ）

- ・中点は、同格の単語を並べるときや、判読するために用いる。

④繰り返し符号（ 々 ）

- ・漢字の繰り返し符号「々」は、原則として同じ漢字が二つ重なった熟字に限って使う。しかしながら、次の場合は「々」を使用しない。例えば、民主主義、電電公社、毎日毎日、古古米、南南西の風などである。

⑤その他の符号

- ・引用附を二重、三重に使うときは、クォーテーションマーク" "、二重鍵括弧『』、角括弧 [ ] の順序で行う。
- ・括弧内に括弧を用いるときは、山括弧〈 〉、括弧（ ）、角括弧 [ ] の順序で用いる。
- ・括弧（ ）の中で読み方、説明などを入れるときは山括弧〈 〉などを適宜使う。
- ・コンマ は横組みにした洋数字の位取りに使用する。横組みの文章の区切りは読点と句点を使い、コンマは使わない。

(6) 助数字

　①同一種類の事物には、なるべく同一の助数詞を使う。

　②同一種類の事物に用いられる助数詞が2種類以上の場合には、できるだ
　　け適用範囲の広いものを使う。

　③古い助数詞・特殊の助数詞を避け、できるだけ一般的な助数詞を使う。

　④やむえない場合には、その他の助数詞を使ってよい。

　⑤例えば、「種、件、回、度、期」などの抽象的な事物や「二試合、三イニング、
　　六回戦、三校」などについては整理規制が困難なので、できるだけ一般
　　的でわかりやすいものを使用する。

《助数詞適用の基準》

①人

　・人→「人（にん）」　＊なるべく「名（めい）」は使用しない。

②動物

　・動物 →「匹（ひき）」

　・鳥類 →「羽（は）」

　・大型の獣類 →「頭（とう）」＊「尾（び）」はなるべく使用しない。

　・助数詞の選択に迷う場合、また種類の異なる動物を一括して数え得る場合
　　→「匹（ひき）」を使う。

③物品・物体

　・不定形の物品・物体 →「個（こ）」

　・数詞の選択に迷う物品・物体→「個（こ）」

　・極めて小型の物品・物体 →「粒（リュウ、つぶ）」

　・形の長い物品・物体　→「本（ほん）」

　・平面的な物品・物体→「枚（まい）」または「面（めん）」

　・機械・器具・車両・固定した施設 →、「台（だい）または「基（き）」
　　＊車両を「両（りょう）」で数えることもある。

　・船舶 →「隻（せき）」

　・航空機　→　「機（き）」　＊「台（だい）」で数えることもある。

　・小型の船艇　→　「そう（艘）」

　・手に持って使う器具・道具・銃器　→　「丁（ちょう）」

　・建物　→　「棟（むね）」

　・住居の単位　→　「戸（こ）」または「軒（けん）」

　・種類の異なる物品・物体を一括して数える場合　→　　「点（点）」または

「件（件）」

・たばねたものを数える場合　→　「把（わ、ば、ぱ）」

（7）不確定数詞

　　①漠然とした数詞

　　　・数人、数十個、数百メートル

　　　・十余人、六十余人、三百個余り

　　　・十何人、三十何度、五十何時間

　　　・十人足らず、三十個足らず、五十年足らず

　　　・十人前後、五十枚前後、約年前後（同類として「くらい」「程度」などがある）

　　　・約二十人、約百メートル（同類として、「おおよそ」「おおむね」「ほぼ」などがある。

　　②一定の基準の前後を表すもの

　　　・二十歳未満、百点満点、千円未満

　　　・十歳を超える、千円を超える

　　　・十人以内、三十日以内

　　　・二十歳以下、五十番以下

　　　・二十歳まで、五十番まで

　　　・二十歳以上、五十人以上

　　　・二十歳から、三十日から

　　　・二十歳以後、三十日以後

　　③期間の経過を表すもの

　　　・満三十年、満二十歳

　　　・三カ年、十カ月

　　　・あしかけ三年

　　　・三年越し

　　　・三年がかり

　　　・十日ぶり、三年ぶり

　　④算定基準に問題があるもの

　　　・三番目、五人目

　　　・あと三人、あと十日

　　　・三軒先、十日先

　　　・十日前、三年前

・某氏以下十人、某天皇以下十代

・某氏はじめ十人、某はじめ十件

・某氏ら十人、某など十件

・某ほか十人、某ほか十点

⑤慣習で決まっているもの

　・第十回誕生日、第十回記念日

　・一周忌、一回忌、満二年、満六年

（8）数字

①十、百、千、万、億、兆などは漢数字に付ける。

②縦書きの場合は漢数字を使う。

・番地、西暦年

・法令番号

・選挙の得票

・数字を並べる場合

・マラソンなどの運動面の長距離の表記のうち、数字の並ぶもの

・統計表、相場の数など

・宇宙飛行体、航空機

・軽度、緯度

・標高、水深、水位

・降雨量、積雪量

・気圧、風速、気温、水温、体温

・角度

・宇宙飛行隊の軌道要素

・大砲の口径など

・放射線量など

・車の排気量

・周波数

③横書きの場合は洋数字を使う

・横書きの表や統計、宝くじ当選番号など

・ラジオ・テレビ番組、催しものの日程など

・運動面の記録など

・船名など

　　　・機械類の型式など

　　　・国道番号など

　　　・台風番号

　　　・地震の規模、強さ

　　　・写真説明の日時

　　　・放射性同位元素

　④縦書の文の中に洋数字を使う時は、二けたまで一字、三けた以上は縦に並べる。

（9）メートル法と計量単位

　①計量の単位はメートル法を使う。

　②次のような場合は例外とする。

　　　・ことわざ、史実はそのまま使用する。

　　　・運動種目などで、国際的に決まっているものの場合はそのままとする。

　　　・メートル法以外の計量単位による輸出入れ貨物も原則としてメートル法に換算表記する。そのまま使う場合はメートル法を併記する。

　　　・船の速度、航行距離などに使うノット、カイリはそのまま使ってもよい。しかしながら、できるだけキロに換算する。海上距離はキロメートルで表記する。

　　　・土地、建物は、法令によってメートル法に切り替えられたが、必要なときは旧単位を併記する。火事、水害の面積などもこの扱いとする。

　　　・航空機の運航関係はメートル法で表記する。

　　　・効率の場力（七三五・五ワット）はメートル法で表記する。

　　　・メートル法によらない数値そのものが、重大なニュース要素である場合（特に科学記事）は、そのまま使用する。ただし、必要に応じてメートル法による数値を併記する。

　③メートル法による表記は、原則として単一の単位を使う。

　④数字に続く複合単位は上を合成活字にする。

　⑤主に使う単位

　　　・長さ：キロ（メートル）、メートル、デシ（メートル）、センチ（メートル）、ミリ（メートル）、ミクロン、ミリミクロンメートル、オングストローム、カイリ

　　　・速度：キロ（メートル）毎時、メートル毎秒、（キロ）メートル毎秒、ノット

・重さ：トン、キロ（グラム）、グラム、ミリ（グラム）、カラット
・容積・体積：キロリットル、リットル、デシリットル、立法メートル、立法デシ（メートル）、立法センチ（メートル）、立法ミリ（メートル）、容積トン
・面積：平方キロ（メートル）、平方メートル、平方デシ（メートル）、平方センチ（メートル）、平方ミリ（メートル）、ヘクタール、アール
・工率：キロワット、ワット
・流量：立法メートル毎秒、立法メートル毎分、立法メートル毎時、キログラム毎業、トン毎時
・自然流量：キロワット
・光度：カンデラ
・特に必要な場合：一般に使われているローマ字略号（m、cm、km、g、kg、cc、W、kW）を用いてもよい。

（10）単位の接頭語

テラ（T：一兆倍）、ギガ（G：十億倍）、メガ（M：百万倍）、キロ（k：千倍）、ヘクト（h：百倍）、デカ（da：十倍）、デシ（d：十分の一）、センチ（c：百分の一）、ミリ（m：千分の一）、マイクロ（μ：百万分の一）、ナノ（n：十億分の一）、ピコ（p：一兆分の一）

（11）主な計量単位

アール（a：100平方メートル）、アンペア（A：電流の大きさの単位）、エーカ（ac：ヤード、ポンド法による単位）、エルステッド（磁場の強さの単位）、LD_{50}（半数値死量）、オクタン価（燃料ガソリンの耐爆性（アンチノック性）を表す指数）、オーム（電気抵抗の単位）、オングストローム（原子の大きさなどを表す時に用いられる長さの単位）、オンス（oz：ヤード・ポンド法の質量単位）、カイリ（nm または M）、カウント（cpm：放射線量を測定する単位）、カラット（宝石は Kcar または ct、金は K または Kt）、ガル（加速度の単位）、カロリー（cal：熱量の単位）、ガロン、カンデラ（cd：光度の単位）、G（重力の加速度）、震度（地震の揺れを方を示すめど）、水素イオン指数（pH）、知能指数（IQ）、デシベル（dB：電力の利得減衰、あるいは音の強さを表す単位）、テスラ（T：磁束密度の単位）、デニール（D または d：繊維の太さの単位）、電子ボルト（eV：エネルギーの大きさを表す単

位）、天文単位（AU：天文学上の距離の単位）、度（アルコールの度数）、トール（mmHg、トリチェリ）、ノット（kn）、バレル（barrel）、バール（気象学の分野でよく用いられる圧力の単位）、ビット（情報量を測る基本単位）、ppm（百万分の一）、ppb（十億分のいち）、ppt（一兆分の一）、BTU（英式熱量単位）、不快指数（DI）、ブッシェル（穀物の重量を表す単位）、ヘルツ（Hz：振動数および周波数の単位）、ホン（音の大きさの単位）、マグニチュード（地震の規模、大きさを表す単位）、マッハ（M または mach：音速に対する速度比）、ルクス（lx：照度の単位）、ワット（仕事率の単位）

第2章

医療技術レポートの基本

　国家資格が必要な医師、看護師、診療放射線技師などの養成校では、文部科学省や厚生労働省が指定する規則に基づいた教育が実施される。当然ながら、大学教育は座学教育に加えて演習、学内実習、および臨床実習が行われ、最終的にレポート作成と提出が課せられている。そのレポートで要求されているのが、「専門知識と応用能力」と「わかりやすい文章作成の能力」である。以下に、医療技術レポートの書き方の基本について示す[3),5)]。

1.　医療技術レポートの基本

　医療技術レポートは、専門用語がわかっていないと読んでもわかりにくい。医療技術レポートは医療技術者が評価するためのものであるから、専門知識を用いて論理的に記述していかなければならない。「論理」とは、「筋道の通った様子」のことをいい、論理的に構成されたレポートは理解しやすい文章になる。

　学生は臨床実習指導者にレポートの内容を理解してもらうために、レポートの書き方を習得することが必要である。しかしながら、レポートの書き方の前には、医療技術に関する専門基礎知識を学習していることが前提になる。

（1）現代表記法で記載

　レポートは決まった様式および書き方がある。基本は現代表記法である。例えば、主語、述語は明確であること、1つの文章では1つの内容を言及していることであり、文章作成には授業等で学ぶ知識が必要である。

　文章は読みやすく書くことが基本である。しかしながら、文章を作成するうえで、大半の者はこのことを意識していないのではと思われる。レポートは「書きたいこと」「書けることを書く」という者がほとんどであり、自分の知っている内容を主に書いていくことが多いのが実態であろう。忘れてはならないことは、レポートを読んで評価してくれる者を意識して、文章を書くことが重要である。専門家であるから言わなくてもわかるであろうという態度で文章を書いていても、読む方にはわかるはずがない。

1）くぎり符号

①句点（ 。 ）

　通常は、（ ）、「 」の中でも文章が終われば句点は打つ。

②読点（ 、 ）

　読点は、主語を明確にさせるために打つ。文の切れ目や前後の文章の関係を明確にさせるために打つ。接続詞および副詞の後にも打つ。条件文の後にも打っていく。このように読点は、主語や接続詞の後に必ず打つことにより、読み手は主語および述語が明確になり、わかりやすい文書になる。

③中黒（ ・ ）

　中黒は、並列を表す点であり、「なかぽつ」、「なかてん」ともいう。名詞の並列、外国の固有名詞、日付や時刻の省略に用いる。

④かぎかっこ（「　　」）

　文章の会話部分に用いる。特に注意を引くための用語に付ける。かぎかっこは、文書が強調され、読み手を引きつける。

⑤　ふたえかぎかっこ（『　　』）

「　　」の中でさらに語句を引用する場合に使う。

⑥かっこ（　　　　）

　補足、補説、注釈に用いる。ふりがなの代わりに包む。（補足書き）は主語、述語の修飾、内容を補足する。

⑦つめかっこ〔　　　〕

　（　　）の中で、さらに必要な場合に用いる。

2）繰り返す符号、その他の符号

　繰り返す符号は、「おどり字」とも呼ばれる。漢字の繰り返しは「々」、仮名の繰り返しは「ゝ」、仮名が濁る繰り返しは「ゞ」で表す。

3）感嘆符・疑問符・引用符

　感嘆符は「 ！ 」、疑問符は「 ？ 」、引用符は「" "」で表される。医療技術レポートには使用しない。

4）ひらがな書きの原則

①本来の意味からは離れて補助的に用いる場合

　　・計画するものである（物は用いない）。

　　・そんなこと（事は用いない）。

・次のとおりである（通りは用いない）。

・読んでみる（見るは用いない）。

・向上していく（行くは用いない）。

②品詞による使い分け

　・指示に従う。

　　　したがって、指示どおりに行う。

　・所番地を書く。

　　　〜したところ、はっきりとわかった。

　・その影響は全体に及ぶ。

　　　口語文および文語文

③接続詞は通常ひらがな

　又は　→　または、　若しくは　→　もしくは、尚　→　なお、

　更に　→　さらに

　ただし、法令および公用文では、「又は」「若しくは」「但し」などと書く。

④副詞はひらがな

　副詞の「たいへん」「たくさん」「せっかく」「ずいぶん」「さまざま」「いろいろ」「たいそう」「およそ」などはひらがなで書く。

　しかしながら、副詞「最も」「単に」「決して」「必ず」「今後」「再び」「依然」「突然」「結局」「全然」は漢字で記載する。

⑤助動詞・助詞はひらがな

　様な　→　ような、　如く　→　ごとく、　迄　→　まで、　等　→　など、

　共に　→　ともに

　＊近代表現：　ごとく　→　ように、　もしくは　→　または

⑥慣用名詞に送り仮名をつけない

　書留、　日付、　申込、　割合、　受取、　手当、　小包

⑦「ぢ」「づ」と「じ」「ず」

　・「ぢ」「づ」は「じ」「ず」と書く

　　水　→　みず、　先ず　→　まず、　藤　→　ふじ、　貧しい　→　まずしい

　・前の言葉と連合である場合は、「「ぢ」「づ」と書く。

　　間近　→　まぢか、　三日月　→　みかづき

　・同音の繰り返し

　　つづく、ちぢむ、つづる、ちりぢり、つくづく

　・一語と見なす連合語は「じ」「ず」と書く

　　　さしずめ、おとずれる、町じゅう、なかんずく

5）誤字、当て字
　①専門用語の誤字
　　　文章には、誤字や当て字は用いない。書いた文書は推敲してみる。特に注意が
　　必要であるのは「思い違い」「勘違い」「ワープロの変換ミス」による誤字で訂正
　　する必要がある。自信がない場合は辞書で調べる。蛇足であるが、国家資格の「技
　　術士論文」では、誤字は減点され、二つ以上の誤字で不合格といわれている。
　　　誤字は文書の意味を変え、通じないようにする。
　②同訓異義語
　　　同訓異義語は、語の音が同じで意味が違う二つ以上の語であり、勘違いして間
　　違いやすい。
　　　著す―表す、上げる―揚げる、早い―速い、効く―利く、返る―還る　など
　　　補償―保障、時期―時機、紹介―照会、解答―回答、絶対―絶体、伸張―深長、
　　　進行―侵攻、銘記―明記　など
　③当て字、略字
　　　一寸、一入、怪我、才月、六十才　など

2. 文書の作り方

1）論理的な記載法
　レポートは、臨床実習指導者から学んだことや示唆された内容を論理的に記載する
必要がある。わからない専門的な知識は成書で調べ、論理的な展開で示していく。知
識が少なければ、論理的な考え方はできない。
　論理的な説明方法には三段論法がある。三段論法は次のとおりである。
　　　・最初の前提は、　「AはBである」
　　　・次の前提は、　　「BはCである」
　　　・最後の結論は、　「AはCである」
　この三段論法による展開では、「最初」と「次」の前提について「正しい」知識が
必要になる。そのために、大学内での授業をおろそかにはできない。また、臨床実習
の論理展開では、「一夜漬け」は通用しない。ましてや、教科書の丸写しをするよう
なことをしてはならない。教科書の丸写しをした学生のレポートは、同じ文章になり、
臨床実習者からすぐに見抜かれる。したがって、レポートを記述するためには「自分

で考える力や課題解決能力」を日頃から培う癖をつけておかなければならない。

2) 肯定的な表現法
　文章表現には、肯定文と否定文があるが、できるだけ肯定的な方法で記述していくのがよい。二重否定は文章の意味がわかりにくく、使用してはならない。否定文を中核にして記載する場合もあり、あえて意識して使用する場合は、使用しても問題はない。

3)「である」調の表現法
　文章の書き方には、「である調」と「ですます調」がある。「ですます調」は読みやすいことが特徴であるが、レポートは「である調」で記載する。「である調」は論説表現法であり、記載した内容は、読む人に強く印象づけることができる。

4) 適切な接続詞の使い方
　レポートや論文は、基本的に短い文章がつなぎ合って構成されている。文章の内容が変わる場合には、改行するのが普通である。そうでない箇所は、「接続詞」を用いて文章をつないでいく。この接続詞の使い方が適切かどうかで文章がさらに「引き立って」くる。反対に、接続詞の使い方がまずい場合には、文章が混乱する。レポートでは、接続詞の適切な使い方が要求されるのである。

5) 文書作成法
　　文書作成の基本は次のとおりである。
　　　①主語および述語を明確にする。
　　　②副詞および助詞は適切に書く。
　　　③文章は簡潔（短く書くことを原則）であること。
　　　④修飾後を明確に入れる。
　　　⑤ 5W2H（When いつ、Where どこで、Who 誰が、What 何を、How どうする、Why なぜ、Howmuch いくら）を明確にする。
　　　⑥文書は平易（わかりやすい）な文章であること。
　　　⑦筋道が立っていること。
　　書き終わったら、読み返すことが重要である。推敲のポイントは次のとおりである[4]。
　　　①テーマと内容が外れていないか。
　　　②内容に矛盾がないか。
　　　③論旨に無理な飛躍がないか。

④具体的に書かれているか。

⑤あいまいな表現になっていないか。

⑥図や表の使用は正しいか。

⑦引用した図表や文章の出典は明確か。

⑧事実に誤りはないか。

⑨誤字や脱字はないか。

⑩名詞や用語などは正しいか。

⑪数字は正しいか。

⑫単位は正しいか。

⑬句読点や表記号の使い方は適切か。

⑭だらだらと長い文法になっていないか。

⑮主語と述語の関係は明確か。

⑯文語調の言葉を乱用していないか。

⑰無用な修飾語はないか。

助詞「てにをは」の使い方は間違えないようにする。また、伝えたいことが正確に伝わるようにする。

例えば、次の文章は、助詞の違いで文意が違って伝わる。

・放射線治療は行った。

・放射線治療も行った。

・放射線治療を行った。

・放射線治療が行われていない。

・放射線治療も行われていない。

・放射線治療は行われていない。

・放射線治療を行っていない。

6）文書の構成

　実習レポートは、「起承転結」の四段構成、または「序論、本論、結論（序破急）」の三段構成で記述する。文書作成の具体的な手順は、次のとおりである。

　　①「起承転結」の四段構成

　　起：書き始め（業務の概要）。

　　承：起を受けて本題に迫る（課題・問題点）。

　　転：視点を変えて意表をついて持論を展開させる（解決策とその効果）。

　　結：全体のまとめ（反省点、将来展望）。

②序論、本論、結論（序破急）

序：考え方、前提条件、問題提起、主張、現状などを述べる。

破：具体策、考察、方向性、主張の論証、問題提起の根拠、反対意見の論破などを述べる。

急：成果と展望、まとめ、自分の考え、具体的な提案、主張の強調などを論述する。

④表題としてタイトルを記述する。

⑤書に章、節、項を設け、わかりやすくする。

例えば、次のようにする。

a. 文書記号は、論文構成に関係する。

b. 文書記号は、必ず付けて報告書の内容がすぐに読み取れるようにする。

c. 文書記号は、統一し、整合させることが重要である。

d. 章、節、項、箇条書を明確に見分けるようにする。

文章の構成	章	節	項	その他
外部放射線治療	1	(1)	①	a)
	2	(2)	②	b)
	3	(3)	③	c)
腔内照射法	1	1.1	1.1.1	①
	2	1.1	1.1.2	②
	3	1.3	1.1.3	③

⑥文章の書き出し、および改行時に1マスあけて、書き始める。

⑦句点、読点、かぎかっこは1マスに記述する。

⑧文章の内容が変わる場合は改行を行う。

7）図表

レポートで技術的な内容が説明できない場合は、図表を作成し、活用する。

①図表は、番号にタイトルを付け、本文に一致させる。

②図番号、写真は図の下側、表番号とタイトルは表の上側に書く。

③図表のタイトルは明確に表現する。

④図表はその説明に必要かどうかを考える。

⑤図はコンパクトに描く。

⑥説明文と図表の符号を確認する。

8) 文章の長さ

①文章は、文書感覚、明確な主語・述語、理解できる内容などを考慮して短くする。

　　文章は、主語と述語を明確にし、明快な単文で書くことが重要である。文章を作成するうえで重要なことは、主語・述語で短文とし、言及内容は整理し、箇条書きにする。補足書で主語・述語を明確にする。文章は、必要に応じて句読点を打つ。

②文章は必要なことを述べ、余計な説明は省くようにする。

　　独りよがりの文章になっていないかを見極める。

③一般論を表現する場合、冒頭に記述する。

　　他人ごとの表現、未確認表現を用いてはならない、必ず成書で確認する必要がある。また、技術レポートは、持論展開が主であり、文章は「言い切る」ように作成する。一般論と持論がわからない文章は真意が伝わらない。

　　a. 言い切る文章表現の例　→　「～である」「～することができた」

　　b. 一般論・人ごと表現の例　→　「～といわれている」「～される」「～された」

④一般論を表現する場合、冒頭に記述する。

　　書き方は「～が一般的である」でなく、「一般に～」と記述する。一般論は最初に述べ、持論の引き合いに活用するのがよい。

⑤文書は、力強い持論を展開していく。

　　特に、問題を特定する場合や提案事項を提案する場合には力強く述べるようにする。例えば、次のように記述する。

　　a. ～と考える。なぜなら、～だからである。

　　b. ～としなければならない。その理由は～である。

⑥文書には重複の説明は不要である。

　　重複説明は、「くどい」という感じを受ける。内容を強調したい場合には、補足書きを用いるとよい。

⑦具体的例と抽象的表現の使い分け

　　技術レポートは、事実関係を述べるために抽象的表現は適切ではない。そのため、数値や具体例を挙げて説明するとよい。抽象的表現は、高い、低い、大きい、小さいなどであり、評価があいまいである。したがって、文書では具体的な表現で行い、抽象的表現は厳禁である。

⑧接続詞の使い方

　　文書は、接続詞の役割を認識し、適切に使用していく。そうすることで、書き方や内容が的確に伝わる。

⑨高度な表現法

　　接続詞と副詞は、ひらがな書きが原則である。ひらがな書きの副詞の「たいへん、たくさん、せっかく、ずいぶん、いろいろ、たいそう」などは文書が幼稚に見えるので、具体的な表現を用いる。表現にはさまざまな方法がある。

⑩見やすい文書

　　文書は、「見出しなし」「改行なし」「記号なし」「余白なし」の文字だらけ、いわゆる「黒い文書」にしないことが重要である。このような黒い文書は、「読んでもらえない」のである。繰り返すが、見やすく読みやすい文書は、言いたことを整理して論文構成を組み立てる。

3.　書き方のポイント

医療技術レポートの書き方のポイントは次のとおりである。

　①現代表記法を習得する（日本語を知る、符号の使い方、ひらがな書の原則を知る、誤字・あて字を書かない）

　②文書の書き方の基本を学ぶ。

　③必要に応じて図表を活用する。

　④論文構成と文書記号を学ぶ。

　⑤全体をスリムに纏める。

　⑥見やすく、わかりやすく、要点を書く。

　⑦番号を付して箇条書にする。

　⑧キーワードを含めて記載する。

　⑨文章のワンセンテンスは短くする。

　⑩主語、述語を明確にする。

　⑪必要なこととだけを書く。

　⑫一般論と持論を使い分ける。

　⑬重複説明は不要である

　⑭接続詞を上手に使う。

　⑮成書を参考にするが、丸写しはしない。

第3章

履歴書の書き方

　履歴書は、大学で自分が学習したこと、大学時代に得たこと、取得した資格等について書き、決して虚偽の内容を記載してはならない。通常、記載欄が少なくて内容は多岐に渡って記載できないので重要と思われるポイントを書くようにする。また、重要なポイントは面接時に質問を受けることがある。

　履歴書の一例を下記に示す。

興味ある 科目・分野 卒業研究	大学教育では、座学教育、学内実習・演習、臨床実習を学習した。特に興味ある科目は放射線治療技術学である。今後、放射線治療の特徴を活かし、がん患者の命に貢献したい。臨床実習で、リニアックを用いた強度変調放射線治療とそれの治療計画のすばらしさに感銘を受けた。卒業研究は、「リスクマネジメントの研究」を行った。
学生生活を通じて 得たこと	学生生活で得たことは他学部生、同級生、先輩・後輩との交流と友情である。また、ゼミ教員からは、専門教育に加えて「人倫の道の大切さ」の指導を受けた。ゼミ室では、ゼミ長として国家試験対策や卒業研究などにリーダーシップを発揮した。卒業後に携わる診療放射線技師の役割と責任の重要な知識も身につけることができた。
課外活動 アルバイト等	部活動は剣道部に所属した。剣道は中学生から続けており、現在4段である。大学では、特に1年次および2年次に部活動を行い、2年次に県大会に出場して準優勝に輝いた。その功績により学長表彰を授賞した。 　アルバイトは家庭教師を経験した。
資格・免許	・第2種放射線取扱主任者試験合格（2年次） ・第1種放射線取扱主任者試験合格（3年次） ・赤十字救急法基礎講習修了（2年次） ・診療放射線技師国家試験合格（予定）
趣味・特技	・趣味は、音楽と映画鑑賞である。音楽は特にビートルズの曲が好きである。映画はハリーポッターシリーズを好み、プロ野球では広島カープの応援もする。 ・特技は剣道であり、座右の名は「平常心」である。
性格の長所	・健康であり、明朗闊達である。 ・チームワークの重要性を認識し、いつも周囲を明るくさせる力を持っている。 ・医療人として必要な誠実さ、協調性、積極性を備えている。 ・指導力とコミュケーション力を持っている。
志望動機	貴院を見学し、「質の高い医療の追求」「居心地の良い環境」「こころのこもったサービスの実践」の三位一体の基本理念にひかれ、ぜひ、貴院に就職し、病院と患者のために尽くしたい気持ちで志望した。また、高度専門医療のすばらしさも実感し、日々、地域医療に貢献したいとの思いである。

第4章

小論文の書き方

　就職試験では、一般教養科目、専門科目、小論文、面接が行われ、人物評価と専門知識の確認が行われる。特に、小論文の書き方は合否を左右する。受験生は出題された課題に対してどのように記述すればよいのか頭を悩ませることになる。普通、小論文は原稿用紙2枚程度の約800字内から3枚程度の1200字での記述が求められている。

　小論文の合否の判断基準は次のとおりであると考える。

《書き方と文章構成》

　　①論旨の一貫性があり、簡潔に要約されているか。

　　②日本語は正確に用いられているか。

　　③主語・述語は明確か。

　　④「である」調になっているか。

　　⑤原稿用紙の使い方は正しいか。

　　⑥文字数は、指定文字数の 90 ～ 100%になっているか。

　　⑦文字は、丁寧に書かれているか。

《課題に対する理解度》

　　①課題を正確に読み取っているか。

　　②課題の趣旨を的確に理解し、自分の考えを的確に述べているか。

　　③論旨は、論理的、客観的であるか。

　　④結論が明確に示されているか。

　　⑤展望や問題点が書かれているか。

　診療放射技師の就職試験に出題された以下の小論文について書き方の例を示した。

《小論文テーマ》

1. 「どのような診療放射線技師になりたいか」を述べよ（800字）。
2. 「大学病院に就職するにあたっての抱負」を述べよ（800字）。
3. 「チーム医療」について述べよ（800字）。
4. 「放射線に不安をもつ患者の対応」についてを述べよ（800字）。
5. 「放射線被ばく」について述べよ（800字）。
6. 「放射線防護の3原則」について述べよ。（800字）。

7.「胸部撮影の被ばく線量を自然放射線被ばく線量を比較」して説明せよ（800 字）。

8.「良質で高度な医療（医療の質の向上）を提供するための診療放射線技師の役割」について述べよ（800 字）。

9.「これから診療放射線技師の業務を行うにあたって一番大切と思うこと」を述べよ（800 字）。

10.「私の目指す診療放射線技師像」について述べよ（800 字）。

11.「診療放射線の業務（役割）」について述べよ（800 字）。

12.「診療放射線技師の検査説明」について記せ（800 字）。

13.「現在の医療で求められる診療放射線技師の役割とそれを実現するために具体的にどうすればよいか」（800 字）。

14.「胸部 X 線撮影に高電圧で撮影する理由」は何か（800 字）。

15.「カテーテルとは何か、また、心カテ検査時の診療放射線技師の役割」は何か（800 字）。

16.「放射線治療で分割照射を行うのはどうしてか。また 4R」について述べよ（1200 字）。

17.「診療放射線技師の教育」について述べよ（800 字）。

18.「研究」について述べよ（800 字）。

19.「地域医療」について述べよ（800 字）。

20.「3D-CRT と IMRT の違い」を述べよ（800 字）。

21.「放射線治療に用いられる粒子線の特徴」について述べよ（1200 字）。

22.「CT」について述べよ（1200 字）。

23.「PET」について述べよ（1200 字）。

24.「予防医学における診療放射線技師の立場と役割」について述べよ（1200 字）。

25.「非イオン性ヨード造影剤の軽度副作用の初期兆候」について記せ（1200 字）。

26.「地域の保健・医療に携わる者の心構え」について述べよ（800 字）。

27.「線量限度、実効線量」について説明せよ（1200 字）。

28.「HIS、RIS、PACS、DICOM」について説明せよ（800 字）。

29.「病院に貢献できること」について述べよ（800 字）。

30.「医療経済、職場環境、診療放射線、業務、責任の語句を用いて、大学病院で自分が活かせること」について記せ（800 字）。

31.「理想の診療放射線技師像」について述べよ（800 字）。

32.「仕事をするうえで大切なことは何か」を述べよ（800字）。

33.「高齢化社会である現代において自分の職種としてどう対応していくか」（800字）。

34.「患者が望む診療放射線」について述べよ（800字）。

35.「画像電子化による医師、診療放射線技師、患者にとってそれぞれのメリット」を記せ（1200字）。

36.「MRIのS/N比、第1水準管理操作モード」とは何か（800字）。

《小論文の解答例》

1.「どのような診療放射線技師になりたいか」を述べよ（800字）。

「どのような診療放射線技師になりたいか」

1. 大学教育

　　私は、大学において知的教育、技術教育、人格教育によって医療人として人間性を育む教育、および診療放射線技師に必要な教養と専門教育を学習してきた。

2. めざす診療放射線技師

　　学習した大学教育を基礎とし、次のような診療放射線技師をめざしたい。

　①診療放射線技師として、最新医療への対応、組織レベルでの対応、生涯教育・研修への参加、放射線安全管理の総合的指導、病院経営への参画など積極的に対応する。

　②知と技と心の調和を持ち、チーム医療において専門分野の指導性を発揮する。

　③新しい医学・医療の進歩と診療機能の変化に対応していく。

　④全国的な組織を利用した診療放射線学の研究を行う。

　⑤卒後教育、生涯教育に対する積極的な取り組みを行う。

　⑥第1種放射線取扱主任者資格などの診療放射線技師に必要な国家資格をもち、法令に準拠した放射線安全管理の教育と指導を職員に行う。

　⑦病院経営に参画できる能力を備える。

　⑧学士に加えて修士、博士の学位をめざし、さらなる高度専門知識の向上をめざす。

　⑨その他　医療人として「患者にやさしく、ていねい」に接していく。

2.「大学病院に就職するにあたっての抱負」を述べよ（800字）。

「大学病院に就職するにあたっての抱負」

　大学病院の診療放射線技師は、日常の診療だけでなく、業務に密着した系統的な研究、および、人間性から専門性まで研鑽していると考える。そこで、「診療」「研究」「教育」に関する私の抱負を述べる。

①診療に対する抱負

　診療では、診療放射線技師は医療従事者として、組織的かつ科学性を備えた高度専門医療を提供していく。そのため、従来、エビデンスを踏まえずに踏襲していると思われるX線検査法を見直す。

②研究に対する抱負

　常に新しい医療技術は日常診療に取り入れていく必要があり、研究を行わなわなければならい。そのため、研究は日常業務の延長線上に位置付けられているものと考え、得られた研究成果は学会等に発表し、論文として完結させ、その結果を臨床に応用していく。

③教育に対する抱負

　教育は、最先端の高度医療技術の習得や人間性を培うために必要である。そのため医療従事者として卒後教育や生涯教育によってそれらの知識を身に付ける。同時に、診療放射線技師の養成校の臨床実習を行う学生に対して指導を行う。

④その他

　病院は医療の質の向上と医療安全の確保を期待している。そのため、さらなるリスクマネジメントを学び、医療事故防止への取り組みを積極的に実施していく。また、職場のチーム力を保ちつつ、放射線診療に貢献できるよう目指していく。

---

3. 「チーム医療」について述べよ（800字）。

　「チーム医療」について

1. チーム医療の必要性

　　現在、医療業務は飛躍的に増大し、かつ、複雑化しており、医師等の疲弊がみられるようになってきた。診療放射線技師等の医療従事者の知識・技量は高度化しており、患者と家族は、医療従事者に対して質が高く、安心・安全なチーム医療を求めるようになってきている。

2. 期待されるチーム医療の効果

　　チーム医療によって患者の早期対応が可能になり、回復促進に寄与し、医療の質が向上する。また、医療は効率化され、医師等の負担が軽減される。それぞれのメディカルスタッフの専門性は発揮でき、医療現場が活性化され、医療の標準化等を通じて医療の安全が確保できる。

3. チーム医療をめざすための方向性

　　医療支援、医療の質の向上、および医療安全の確保のために、医行為のグレーゾーン領域を見直し、チーム医療で協働の推進を図っていく必要がある。

4. 診療放射線技師の医行為のグレーゾーンの拡大業務

　　診療放射線技師による画像読影を行うことは、補助業務として実施可能になった。これ以外にも留置針からの造影剤投与、留置針の抜針および止血など医行為のグレーゾーンの業務が拡大された。

　　このようにチーム医療の充実とグレーゾーンの業務拡大は、医師の業務上の負担を軽減し、患者・家族のための最善な医療を提供できるようになる。

4. 「放射線に不安をもつ患者の対応」について述べよ（800字）。

「放射線に不安をもつ患者の対応」について

1. 放射線による患者の不安の原因

　わが国では、2011年の東日本大震災の津波により原子力発電所が重大なトラブルを続発させ、水素爆発、および炉心溶融を起こした。その結果、放射性物質は飛散し、付近の住民に放射能汚染に対する不安をもたらせることになった。これを受けて、患者は医療被ばくを原子力の放射線災害と同じように考え、放射線診療の不安の原因になっている。

2. 不安の原因を取り除く

　放射能、放射線、放射性物質は混同されている。各用語の意味は正しく理解させる必要がある。

3. 身近な放射線

　放射線は人間の身近にある。放射線利用は人間社会の福利に貢献していることを理解してもらうことが重要である。放射線には自然放射線と人工放射線がある。前者は、宇宙線や空気中の放射線、体内放射線があり、人間は毎日わずかな放射線被ばくを受けている。医療放射線は後者に属している。

4. 医療放射線の適切な使用

　放射線診療で用いられる放射線は、病気の発見や治療のために患者に対して故意に被ばくさせている。また、放射線を使用するうえで、適切な放射線安全管理は行われ、患者への放射線照射はICRP勧告のアラーラ（ALARA）の原則に基づいて実施されている。したがって、医療放射線による放射線被ばくは、放射線事故と違い、心配する必要のないことを患者に説明する。

5.「放射線被ばく」について述べよ（800 字）。

「放射線被ばく」について

　放射線は健常人にとって有害である。病院の X 線検査では、X 線を患者に照射し、故意に被ばくさせている。理由は、放射線利用による便益の方が損害よりも上回るからである。しかしながら、放射線事故などで被ばくすると、健康被害が生じる。

1.　自然放射線による被ばく

　世界中の人が自然放射線源から受ける放射線被ばくは世界平均で 2.4 mSv である。この自然放射線被ばくには、体外被ばくと体内被ばくの両方があり、人間にとって有害と考えるべきである。

2.　人工放射線の被ばく

　人工放射線源の被ばくには、職業被ばく、医療被ばく、公衆被ばくがある。医療被ばくは、診療目的で患者に故意に放射線を照射するものであるので、線量限度は設定されていない。職業被ばくと公衆被ばくは、医療被ばく以外の放射線被ばくである。職業被ばくと公衆被ばくには、線量限度が設けられている。原子力発電所からの放射線被ばくは、一般公衆が受ける放射線被ばくである。

3.　放射線被ばくによる人体の影響

　放射線被ばくによる人体の障害は特異的なものではなく、他の原因でも同じ障害が発生する。しかし、放射線の影響は被ばく直後だけでなく、潜伏期を経て現れることがある。放射線の影響は、身体的影響と遺伝的影響、また、確定的影響と確率的影響がある。身体的影響には、早期影響と晩発影響があり、遺伝的影響は被ばくした者の子孫に現れる影響である。一方、確定的影響はしきい線量を超えると放射線障害が発生し、確率的影響はしいき線量がないと仮定されている。人間は、無用の放射線に被ばくしないように徹底した放射線安全管理が行われている。

6.「放射線防護の 3 原則」について述べよ（800 字）。

「放射線防護の 3 原則」について

　　放射線の利用は、放射線被ばくと放射線防護の問題は避けることはできない。放射線の利用は人に利益をもたらすことが前提条件である。この条件が満たされなければ、放射線は単に危険なものになる。そこで、放射線利用に伴う環境の安全、および放射線業務に携わる者の安全を確保しなければならない。

1. 外部被ばくの放射線防護の 3 原則

①距離

　　線源からの距離をとる。放射線の線量や線量率は距離の二乗に逆比例して減衰する。

②時間

　　線源に曝される時間を短縮する。放射線の被ばく線量は線量＝線量率×時間で表される。線源に曝される時間を短縮すれば被ばく線量は減少する。

③遮へい

　　線源からの放射線を遮へいする。被ばく線量は線源との間に遮へい物を置くことで低減できる。

2. ALARA の原則

　　放射線利用では、人の放射線防護は、「行為の正当化」「防護の最適化」「個人の線量限度」の放射線防護体系の三原則が適用される。「行為の正当化」は放射線の便益が優先され、「防護の最適化」は患者に対して的確な放射線防護の実施、「個人の線量限度」は放射線診療従事者にはあるが、患者には存在しない。したがって、放射線被ばく線量の低減では、診療放射線技師が行う「防護の最適化」が重要である。

7. 「胸部撮影の被ばく線量を自然放射線被ばく線量」を比較して説明せよ（800字）。

「胸部撮影の被ばく線量と自然放射線被ばく線量の比較」

1. 胸部撮影による被ばく線量

　患者に対するすべての医療行為は、検査を行う前にリスクよりも利益が優先されるように正当化される必要がある。X線検査では、特に妊娠中の患者に防護の最適化を行わなければならない。

　胸部撮影の被ばくは、人工放射線源による体外被ばくである。通常、胸部撮影では、管電圧 120 kV で、通常正面と側面の 2 方向が撮影される。この場合の患者の被ばく線量は、次のとおりである。入射皮膚面：0.4 mGy、赤色骨髄：0.08 mGy、生殖線：0 mGy、胎児線量：0 mGy、実効線量：0.1 mGy 程度である。

2. 自然放射線による被ばく線量

　自然放射線の被ばくは、宇宙線や放射線などの自然界から受ける体外被ばくと、食物や空気を通して体内に摂取される自然放射性核種による体内被ばくがある。自然放射線被ばくは一人当たりの世界平均放射線線量は約年 2.4 mSv である。その内訳は、体外被ばく 0.87 mSv、内部被ばく 1.55 mSv である。

3. 胸部撮影の被ばく線量を自然被ばく線量と比較

　胸部撮影による放射線被ばくの実効線量は 1 回撮影 2 方向あたり 0.1 Smv であり、一方、自然放射線による被ばく線量、一人当たりの世界平均放射線線量は年 2.4 mSv である。両方を比較すると、胸部撮影による放射線被ばくの方が自然放射線による放射線被ばく線量よりも非常に少ない。したがって、胸部撮影を含めた放射線診療では、健康被害が発生することはないと考える。放射線診療で問題になるのは、胎児の放射線被ばくによるリスクであり、その被ばく線量は 100 mSv とされる。しかし、通常の放射線診療では、被ばく線量が 100 mSv に達することはない。

8.「良質で高度な医療（医療の質の向上）を提供するための診療放射線技師の
　　役割」について述べよ（800字）。

「良質で高度な医療（医療の質の向上）を提供するための診療放射線技師の役割」

1. 高度専門教育の充実

　診療放射線技師として最先端医療に対応した高度専門技術の修得する。学会や研修会等に出席し、同時にチーム医療で専門的な指導性、最新医療技術をもち、患者に最善の医療を提供する。

2. 患者の医療安全の確保

　患者の立場に立ち、医療事故防止に努め、患者が安心して安全な医療を受けられるような体制を構築する。「人は誤りを犯す」という前提に立ち、病院全体で組織的な安全対策を検討していく。

3. 院内感染防止

　病院では、感染症の患者と感染症に罹患しやすい患者がいることから、病棟撮影・手術場撮影などの診療業務での感染症の伝播リスクを防止する。また、スタンダードプリコーション（標準予防策）に基づく医療行為を実践する。

4. 放射線検査等に関する医薬品の安全管理

　造影剤や放射性医薬品などの医薬品の管理を徹底する。医薬品の安全使用に関す業務手順の周知、医薬品による有害事象が発生した場合の適切な対応を行う。

5. 医療機器の安全管理

　放射線診療機器の安全管理を徹底する。特に、医療機器の保守管理の計画の策定および保守点検の実施、適切な修理、安全使用に必要な情報収集などを行う。

---

9. 「これから診療放射線技師の業務を行うにあたって一番大切と思うこと」を述べよ（800字）。

「これから診療放射線技師の業務を行うにあたって一番大切と思うこと」

1. 円滑な放射線診療の実践

　診療放射線技師の業務には、さまざまなものあるが、人体に照射する行為を主としている。また、診療放射線技師はチーム医療の一員として役割と責任を明確にする必要がある。それには、照射業務の他に、患者接遇、医療技術の利用、線量の最適化、臨床責任、品質保証、教育・訓練などが課せられる。患者の診療を円滑に実施するうえで、第一に、高度専門医療技術の修得とさらなるスキルアップが大切である。

2. 被ばく線量の低減

　放射線診療で問題となる放射線被ばくの低減に努めることは、患者と医療従事者の立場から重要である。医療被ばく低減施設は安心できる放射線診療のエビデンスをもたらしてくれる。

3. さまざまな安全対策の実践

　医療事故防止対策、院内感染防止、放射線診療に関係する医薬品の適正使用と安全対応、医療機器の品質管理などは、患者に高度な医療を提供するために安全対策の実践は不可欠である。

4. 病院経営への貢献

　一人ひとりの患者に対して信頼感や安心感を与えるようにふるまうとともに、スタッフ同士の円滑なコミュニケーションをとる。患者満足度と医療の質の向上を行い、病院経営の改善に貢献していくことも重要である。

10.「私の目指す診療放射線技師像」について述べよ（800 字）。

「私の目指す診療放射線技師像」について

　診療放射線技師像として、毎日、自分の将来のゴールを見つめて勉強していくことが重要である。

1. 最新医療に対応できる診療放射線技師

　最新医療への対応、組織レベルでの対応、生涯教育・研修への参加、放射線安全管理の総合的指導、病院経営への参画など積極的に対応できる診療放射線技師を目指す。

2. チーム医療での指導性

　チーム医療において専門分野の指導性を発揮できる診療放射線技師を目指す。

3. 診療機能の変化への対応

　新しい医学・医療の進歩と診療機能の変化に対応できる診療放射線技師を目指す。

4. 臨床研究活動

　全国的な組織を利用した診療放射線学の研究を行い、また、卒後教育、生涯教育に対する積極的な取り組みを行う診療放射線技師を目指す。

5. 病院経営への参画

　さらなる高度専門知識を取得し、病院経営にも参画できる能力を備えた診療放射線技師を目指す。

6. 医療への支援

　高度専門知識や医療安全などを学習し、X 線撮影では撮影から画像読影、放射線治療では治療計画から画像検証・照射まで医療支援を行える診療放射線技師を目指す。

---

11. 「診療放射線の業務（役割）」について述べよ（800字）。

「診療放射線の業務（役割）」について

　診療放射線の業務は、医師、歯科医師または診療放射線技師でなければ、放射線を人体に照射する業をしてはならず、独占業務である。業務は大別すれば、診療業務と診療以外の業務があり、多岐に渡る。

1. 診療業務（医師の指示が必要）

　診療放射線技師は、医師または歯科医師の具体的な指示を受けなければ、放射線を人体に対して照射してはならない。診療業務には、単純X線撮影、乳房X線撮影、骨塩定量検査、歯科X線撮影、パノラマ撮影、造影X線検査、回診X線検査、血管造影検査、X線CT検査、MRI検査、超音波検査、核医学検査、放射線治療がある。画像検査では、適正な画像取得と読影まで医師の診療に役立つ情報提供が必要である。放射線治療では、治療計画から照射まで適切に実施し、誤照射事故を防止しなければならない。

2. 診療以外の業務（医師の指示は必要ない）

　診療以外の業務では、医師の指示は必要ない。医療安全管理（リスクマネジメント）、放射線安全管理、放射線機器管理、放射線被ばく管理、医療情報管理、事務管理、人事管理、施設管理、備品管理などがある。医療安全、放射線安全、放射線被ばく防止、機器管理、備品管理、研究・教育・社会貢献活動などもある。診療放射線技師は自分の業務を適切に行い、安全かつ良質な医療を国民に提供するために、高度医療に即応し、国民への利益追求を常に目指す必要がある。

12.「診療放射線技師の検査説明」について記せ（800字）。

> **「診療放射線技師の検査説明」について**
>
> 　医療従事者は、診療・看護などのサービスを提供する専門職として患者診療を支援する義務がある。診療放射線技師は、放射線診療を担うプロフェショナル集団として、チーム医療に貢献し、医療支援の体制を構築し、患者に良質な医療を提供していかなければならない。そのために、診療放射線技師は、高度な医療技術の習得とともに、患者への検査説明は重要である。
>
> 　医療法 第1条の4（医師等の責務）において、「医師、歯科医師、薬剤師、看護師その他の医療の担い手は、医療を受ける者に対し、良質かつ適切な医療を行うようにつとめなければならない。また、医師、歯科医師、薬剤師、看護師その他の医療の担い手は、医療を提供するに当たり、適切な説明を行い、医療を受けるものの理解を得るように努めなければならない」とある。
>
> 　例えば、診療放射線技師は画像検査、放射線治療、および留置針の抜針・止血等で、検査法、照射法、そして有害事象などに関する説明が必要になる。診療放射線技師が行うインフォームド・コンセントの留意点は、初回時に十分に時間をとって検査の目的や内容を説明すること、医学用語や専門用語を用いないで説明すること、患者が質問しやすい雰囲気を作ること、撮影時に患者の身体に触る場合には相手の同意を得てから行うことであり、患者の権利を保証しつつ行わなければならない。
>
> 　現在、チーム医療の必要性が叫ばれている。医療業務は飛躍的に増大し、複雑化し、医師が疲弊している中で、診療放射線技師だけでなく医療従事者が、患者に対して自分の専門分野のインフォームドコンセント行うことは、患者への安心・安全な医療の提供につながる。

13. 「現在の医療で求められる診療放射線技師の役割とそれを実現するために
　　　具体的にどうすればよいか」（800 字）。

「現在の医療で求められる診療放射線技師の役割とそれを実現するために具体的
にどうすればよいか」

　診療放射線技師業務の役割は人体に放射線を照射する行為が主であり、診療放
射線技師は放射線診療において画像検査とがん放射線治療に貢献している。最
近、チーム医療の推進が叫ばれ、それぞれの医療職種の間で曖昧にされていたグ
レーゾーン業務の見直しが行われ、診療放射線技師法の改正が行われた。その内
容は、CT、MRI 検査時の造影剤の血管内投与、投与後の抜針・止血の行為、下
部消化管検査時などの肛門からのカテーテル挿入などである。ここでは、「造影
剤投与後の抜針・止血の行為」について実現するためにどうすればよいか具体的
に示す。

①診療の補助行為の拡大の周知

　造影剤投与後の抜針・止血の行為の診療の補助行為が拡大されたことを医療法
に基づき職員に周知させる。

②抜針・止血の行為

　診療放射線技師全員に抜針・止血の行為の講義と実技の研修を受講させる。

③感染防止法の修得

　患者の安全を第一に考え、造影剤を使用するので薬理学、医療安全学、救急救
命法を学習させる。

④マニュアルの作成

　業務に際し、業務マニュアルを作成し、その内容を徹底させる。

⑤定期的な勉強会の実施

　抜針・止血の行為の関する問題点を解決し実技の向上をめざし、定期的な勉強
会を開催・検討する。

14.「胸部X線撮影を高電圧で撮影する理由」は何か（800字）。

「胸部X線撮影を高電圧で撮影する理由」は何か

　　X線撮影は、医師の読影・診断を支援するために適正な検査を実施し、適正な画像を提供することが目的である。したがって、撮影画像の異常陰影が読影できる適切な画像特性を考えなければならない。

　　胸部X線撮影を高電圧で撮影する理由は次のとおりである。

①胸部X線撮影の高電圧

　　胸部撮影は、主に正面撮影と側面撮影が行われ、使用管電圧は100 〜 140 kVが一般的である。

②高電圧で撮影する理由

　　診断領域が拡大される。理由は、高電圧撮影のX線の透過力の増加によりコントラストは低下する。その結果、肋骨陰影および石灰化が淡く写り、肺内陰影が見えやすくなる。心臓や横隔膜に重なった肺野の観察が可能である。また、短時間撮影が可能になる。

③X線管負荷

　　高電圧X線撮影では、X線管負荷の軽減、透過力の増加により透過線量が著しく増加するため、X線管負荷自体は小さくなる。そのため、撮影時間の短縮につながり、焦点の小型化が可能となる。

④被ばく線量の低減

　　被ばく線量は、低圧（70 kV）撮影に比較して140 kVでは1/2程度に減少することは利点である。

⑤問題点

　　画質のコントラストが低下し、散乱線は増加し、散乱線によるカブリの影響が大きくなるのが欠点である。

15. 「カテーテルとは何か、また、心臓カテーテル検査時の診療放射線技師の役割」は何か（800字）。

「カテーテルとは何か、また、心臓カテーテル検査時の診療放射線技師の役割」は何か

①カテーテルとは

　　カテーテルとは、体内に挿入して検査や治療などを行うための細い管である。主に、大腿部から挿入、心臓血管のステント治療や脳内動脈瘤などの治療に用いられる。カテーテル治療は、身体に負担の少ない治療法である。

②心臓カテーテル検査時の診療放射線技師の役割

　　心臓カテーテル検査は、大腿部や上腕部などの動脈から直径2mm程度のカテーテルを挿入し、先端を心臓血管の閉塞部まで運び、薬剤投与やバルーンで拡張して利用を行う。治療時間は数十分で終わり、患者の心的不安、入院日数、経費を非常に軽減できる。心カテーテル検査では、医師、看護師、診療放射線技師、臨床検査技師、臨床工学技士、ME技士のチーム医療で行われる。この分野での診療放射線技師の役割は次のとおりである。

ア．チーム医療の一員

　　役割を遂行し、検査や治療が円滑に行えるように職種間の連携を強化するように務める。検査がハイリスクであるため、緊急時に対応する。専門知識の学習、情報収集などを行う。

イ．装置管理技術

　　検査室の清潔の保持、装置・周辺機器の保守管理を行う。

ウ．撮影技術

　　高画質の提供および取得したデジタル解析、造影剤自動注入器の設定と安全操作を行う。

エ．被ばく線量の管理技術

　　X線撮影・透視の適切な操作を行い、被ばく防護対策、透視時間の適切な管理、線量分布の測定など放射線被ばく管理を行う。

16.「放射線治療で分割照射を行うのはどうしてか。分割照射の 4R」について
　　述べよ（1200 字）。

「放線治療で分割照射を行うのはどうしてか。分割照射の 4R」について

①放線治療で分割照射を行うのはどうしてか

　　細胞が照射を受けた場合に、細胞は損傷を受けるが、致死的損傷でない細胞は回復してくる。回復には、亜致死的損傷（SLD 損傷）と潜在的損傷（PLD）がある。亜致死障害からの回復は、損傷を受けた細胞が回復するというものであり、潜在的損傷は低酸素細胞に関係する。亜致死損傷を受けた細胞は照射後 3 時間以内に回復する。細胞レベルの照射効果の実験では、1 回照射の方が分割照射の方が致死効果は大きい。しかしながら、人間の場合には、正常組織の障害を防止するという観点から、分割照射が行われる。

② 4R について

　　分割効果を左右する 4 つの現象には、回復（Repair、Recovery）、再増殖（Repopulation）、再酸素化（Repopulation）、再分布、同調（Redistribution）の 4R がある。

a. 回復（Repair、Recovery）

　　回復は、一般的に正常組織の方が腫瘍組織より早く回復する。通常の X 線治療では、分割照射による効果が悪くなるが、分割回数を増やすことによって正常組織と腫瘍組織の障害の差が広がる。

b. 再増殖（Repopulation）

　　分裂・増殖している細胞は照射により分裂を停止する。照射後、線量、照射の時期などに関係した遅延時間の後、正常細胞および腫瘍細胞の両方とも回復して、再度分裂を始め出し、照射前の細胞構成に戻る。この現象が再増殖である。腫瘍組織の再増殖は、正常組織の再増殖よりも遅れて始まり、その再生速度も遅い。照射間隔が長くなれば正常細胞の障害は減少するが、同時に腫瘍細胞も回復があるため、分割照射野効果は減少する。

c. 再酸素化（Repopulation）

　　毛細血管近くにある酸素分圧の高い細胞が照射によって死滅し、その結果、酸素の消費が行われなくなり、低酸素圧にあった細胞まで酸素が到達できるようになる。したがって、細胞の死滅により毛細血管から、従来、低酸素圧状態にあった細胞までの距離が近づき、酸素が到達する。

---

d. 再分布、同調 (Redistribution)

　放射線によって細胞周期の分布に変化が生じる。さまざまな細胞周期にある細胞集団に放射線が作用すると、一種の同調化が起こる。細胞周期で M 期、G2 期に位置する細胞の放射線感受性は高いが、放射線感受性の低い時期の細胞は生き残る。生き残った細胞も一定時間の遅延後に高感受性の時期に移り、この時に放射線を受けると死ぬ確率が高くなる。

17.「診療放射線技師の教育」について述べよ（800 字）。

「診療放射線技師の教育」について

　人間育成の基本は教育にあると考える。教育は人格の完成をめざすことが目的である。診療放射線技師の教育は、大学での教育、社会人での教育、他に臨床実習生や後輩に対する教育がある。

①大学時代の教育

　診療放射線技師の養成は、文部科学省や厚生労働省の指導・指定規則に基づいて行われる。教育科目は、教養分野、専門分野、専門基礎分、専門分野の 124 単位以上で行われる。臨床実習では、X 線診断装置 磁気共鳴診断装置 核医学診断装置 超音波診断装置 放射線治療装置で 8 単位以上が病院で行われる。診療放射線技師の教育は、大学での座学教育、演習、学内実習、臨床実習で全般的な専門教育が行われている。

②診療放射線技師の教育

　診療放射線技師の教育は、国家試験の対象となる専門分野 14 科目であり、医行為と密接に関連している。診療放射線技師の業務は多々あるが、大学教育の科目は、画像診断・検査に関する科目、核医学検査技術に関する科目、放射線治療技術に関する科目、放射線安全管理学に関する科目、リスクマネジメントに関する科目などであり、臨床現場での医療の質の向上と医療安全の確保に大きく影響することになり、重要になる。これらの科目は、病院診療を担うための基礎であり、基本的なことは身に付けておかなければならない。また、英語科目は、英会話、英語論文、英語研究発表などに関係しており、重要である。

③国際的活動のための教育

　　診療放射線技師が、留学や国際学会で国際的に活躍していく時代になった。大学院の学生では、6か月間や1年間の留学制度があり、実際に行われている。留学では、英会話力を身につけると同時に、放射線診療の専門分野について学んでいる。これは学習した大学教育が基本となっており、まさに人間の基本は教育にあるといえる。

④社会人のスキルアップ教育

　　診療放射線技師は、日常、法律に基づき患者の放射線診療を担っている。いわゆる、医療人とし「患者の命」に関わる専門医療を提供している。時代とともに、医学は進歩し、高度な医療技術を学習していかなければ、患者の医療の質の向上ができない。そのためには、学会、研修会に出席し、高度医療技術を修得できるようにスキルアップしていかなければならない。

⑤臨床実習の学生に対する教育

　　診療放射線技師には、大学教育において臨床実習が課せられている。座学教育だけでなく、臨床実習において医療人教育が行われるのである。社会人の診療放射線技師は、自施設の臨床実習学生に対して人格教育、専門教育を行っていく必要がある。そのために、学生や後輩に対してはスキルアップ教育で培った内容を指導しなければならない。

18. 「研究」について述べよ（800字）。

「研究」について
①情報処理の能力の養成

　研究はどのような研究を行うのか、どういう課題をクローズアップするのか、研究の成果では何を見落としているのかなどを理解しなければならない。研究では、必要な情報は新しいものばかりではないが、情報を自分の活動のために整理し直すということが必要になる。また、それらの情報自体が正確であるかどうかを判断することも必要である。

②研究による論理的な力の養成

　研究を行うことによって論理的な力を養成することができるようになる。研究を場当たり的に対応していては、問題が発生した場合に根本的に解決することができない。したがって、研究計画を確実に設定し、方法、結果、考察、結論という手順で行わなければならず、論理的に考える力を養成できる。

③グループ研究活動の力

　研究は普遍的であり、再現性が要求される。そのためにグループで研究することは研究活動で非常に有効である。研究活動は、同じ病院だけでなく、日本中あるいは世界中の人と共同研究を行うことで充実した研究となる。

④研究のゴール

　研究は次のことが培われるようになる。

・実験デザインの計画を通じて、論理的に考えられる力が身につく。

・文献その他の情報を通じて先行研究を理解し、研究テーマの位置づけを理解できる。

・自分の研究内容の問題点について議論することができる。

・実験結果を最適な方法で表すことができる。

・自分の研究テーマを、聞き手に応じてわかりやすく説明することができる。

・新しい科学的事実が得られる。

19.「地域医療」について述べよ（800字）。

「地域医療」について

①地域医療について

　　地域医療とは、病院などの医療機関での治療やケアの枠組みにとらわれず、地域住民の健康を地域全体で支える医療体制のことである。医師やそのほかの医療従事者が主体となり、地域住民に対して疾病の予防や健康維持・増進のための活動を行う。現在では在宅療養や地域に住む高齢者、障害者への支援活動、妊婦への保健指導や相談、子育て支援なども行われる。

②医療圏

　　医療圏とは、医療法によって定められており、都道府県が制定する病床整備のための単位である。1次医療圏から3次医療圏までが設定されている。人口の高齢化や疾病構造の変化など、地域の医療ニーズに応じている。

③医療連携室

　　医療連携室とは、中核病院と地域の医療機関、診療所の連携・協力を推進し、病診連携を進めるための役割を担う部署である。かかりつけ医を浸透させ、大規模病院への一極集中を防ぎ、退院を通じた切れ目ない医療の提供のために重要な役割を果たす。

④地域医療支援病院制度

　　地域医療支援病院制度は、紹介患者に対する医療提供、医療機器等の共同利用の実施等を通じてかかりつけ医等を支援する能力や必要な構造設備等を有する病院について、都道府県知事が地域医療支援病院の名称を承認するものである。次の基準がある。

・紹介患者に対する医療提供や建物、設備等の共同利用のための体制が整備されていること

・原則として200床以上の患者の収容施設を有すること。

・救急医療を提供する能力を有すること。

・地域の医療従事者の資質の向上を図るための研修を行わせる能力を有すること。

・集中治療室、病理解剖室等の施設、診療に関する諸記録等を有すること。

⑤地域医療連携パス

　　地域医療連携パスは、医療連携によって、患者が病院を移っても変わりない医

療が受けられるようにするためのものである。連携パスは、情報提供をスムーズにして、つなぎ目のない医療を実現するためのものである。

⑥地域の救急医療

　地域と連携した基幹病院の医療体制の体制が確保されるようになれば、地域の救急医療は機能を満たす。ドクターヘリを整備し、救急医療に対応している地域医療支援病院がある。

⑦地域医療における診療放射線技師の役割

　近年では、高齢化社会に伴う現象で、在宅医療のニーズも高まっている。特に過疎地域においては、地域や行政とも連携を図りながら、地域全体で住民の健康を維持・増進に努める必要がある。地域医療支援病院では、在宅医療でのX線撮影が機能するように十分な体制を確保することが重要であり、診療放射線技師の役割は非常に重要とされている。

⑧地域医療の問題点

　地域医療には次の問題点がある。

・医師（特に小児科、産婦人科、麻酔科医の不足）が不足している。

・医療従事者が都市部に集中している。

・経営難に陥る医療機関がある。

・地域医療に対する各地方自治体の協力体制の違いがある。

・地域住民の協力が必要である。

20. 「3D-CRT と IMRT の違い」を述べよ（800字）。

「3D-CRT と IMRT の違い」

① 3D-CRT

　3D-CRT とは、3次元原体照射法である。回転照射法の一種である。CT 画像を用いて体内の腫瘍の広がりを三次元的に把握し、回転角度ごとにマルチリーフコリメータの開度を制御し、常にターゲットに一致した照射野を維持して回転照射を行う方法である。正常組織やリスク臓器を保護しつつがん病巣に限局して十分な線量を投与することができる。回転中はビームアイズビュー（目線の見方）で見える病巣領域が常に照射される。

　長所は、高密度の線量集中性が得られる、線量の増加が可能である、計画標的体積の形状に照射野設定が可能である、正常組織の打ち抜き照射が可能である、治療可能比の向上が期待できることである。

　短所は、治療計画が複雑である、治療システムが高価であるなどである。

② IMRT

　IMRT は、3D-CRT をさらに進化させ、照射内の線量強度分布（intensity map）を変化させたビームを複数組み合わせた照射法である。複雑な形状の標的に対応した線量分布が実現できる。方法にはステップアンドシュート法、スライディングウインドウ法、物理補償フィルターによる方法がある。計画標的体積の形状に合致して線量を集中できる。特徴は、不均等化した線量分布を作成できる、標的体積のマージンを縮小できる、正常組織への照射線量と有害事象を減少できる。線量の増量が可能である、効率的な治療計画と照射ができる、十分な治療効果と合併症の軽減に伴う治療費の減少につながることである。

③ 3D-CRT と IMRT の違い

　IMRT は 3D-CRT の違いは次のとおりである。IMRT は、ビーム強度を変調して照射することができる、計画標的体積の形状が凹形の場合でも、適切な線量分布で照射できる、MLC 形状が治療計画装置の計算に従って MLC リーフが治療計画どおりに線量の変化に追随できる、ビームアイズビューで見た時に、計画標的体積の形状とリスク臓器が重複している場合、リスク臓を照射から避けることができる。例えば、前立腺癌の放射線治療では、癌病巣に放射線を集中させ、直腸や膀胱などの正常組織の照射線量を避けることが可能になる。

21.「放射線治療に用いられる粒子線の特徴」について述べよ（1200字）。

「粒子線の特徴」について

　放射線治療に用いられる粒子線には、電子線、陽子線、炭素線、中性子線がある。X線は電磁波である。

1. 電子線

　電子線はリニアックなどから放出され、放射線治療は皮膚癌、リンパ節転移の照射、ケロイド、術中照射などに用いられる。

　次の特徴がある。

・高エネルギー電子線は、X線と異なり、物質中で停止し、一定の飛程をもつ。

・高エネルギー電子線の線量分布は、そのエネルギーに依存して一定の深さまでしか到達しない。

・側方散乱も多く、深部の照射野端の幅は広くなる。

・電子線エネルギーが高いほど最大深は深くなる。

・表面から最大深まではビルドアップ効果のために、深部線量百分率が増加する。

・高エネルギーX線の場合と異なり、高エネルギーになるほどビルドアップ効果は少なくなり、表面線量は多くなる。

・深部線量百分率は、治療装置、散乱箔、コリメータ、線源表面間距離、照射野などに依存して変化する。

・表面線量はコリメータ材質、形状に大きく変化する。

・深部線量百分率はボーラスや補償体などによっても変化する。

2. 陽子線

　陽子線はサイクロトロン、シンクロトロンなどの加速器から放出される。

　次の特徴がある。

・陽子は電子の1,836倍の質量がある。

・陽子線は水素の原子核である陽子を加速する。

・ブラッグピークがある。

・高エネルギーは物理学実験、中エネルギーは放射線治療、低エネルギーはPET製剤などの製造に用いられる。

・生物学的効果比はX線と同様に1.00である。

3. 炭素線

　炭素線はサイクロトロン、シンクロトロンから放出される。

次の特徴がある。

・炭素線は重粒子線のことである。

・炭素は電子の 21,878 倍の質量である

・イオン源は ^{12}C（メタンガス）である。

・ブラッグピークがあり、がん病巣への線量集中性が優れている。

・高い生物学的効果がある。生物学的効果比は 2.0 である。

・核破砕反がある。

・建設費や治療費が高額である

4. 中性子線

　中性子線は、原子炉中性源、および加速器中性源で放出される。

　次の特徴がある。

・中性子線とは中性子の流れである。

・中性子は電荷を持たない。

・電荷を持つ陽子に比較して、入射した物質の原子核と容易に直接反応する。

・電磁力の影響を受けない中性子線は透過性が高い。

・中性子線を物質に当てると、中性子は物質内の原子の原子核と衝突を繰り返してエネルギーを失い、原子の熱運動と熱平衡状態に達して熱運動と同じエネルギー状態の熱中性子になる。

・がん治療では、中性子捕捉療法（BNCT）が行われる。

・BNCT は、腫瘍細胞に取り込まれたほう素 ^{10}B と中性子との核反応により発生する強力な粒子線（アルファ線、^{7}Li 粒子）によって治療を行う方法である。

22.「CT」について述べよ（1200 字）。

「CT」について
① CT とは

　CT とは、Computed Tomograhy の略で、コンピュータ断層撮影と訳される。
② CT の発明

　1917 年に J.Radonn が画像再構成の理論を提唱し、1967 年に英国の Godfrey Hounsfield が投影データを収集して画像再構成を実証した。CT 装置が商品化されたのは 1973 年のことであり、頭部専用装置であった。
③ CT 装置の構成

　CT は、ガントリ、寝台、操作器から構成されている。
a. ガントリ

　回転部には、X 線管、検出器、高電圧発生装置などがある。CT 装置は X 線管と検出器が対向しており、スリップリング機構を用いた連続回転方式である。X 線管は一般 X 線撮影装置に比べて陽極熱容量は大きく、冷却効率は高い。検出器には X 線検出器とデータ収集システムがある。検出器は発展過程の中でキセノン電離からフォトダイオードが用いられた。
b. 高電圧発生装置

　高電圧発生装置は、X 線管に高電圧を供給するために用いる。高周波インバータ方式である。その他、低エネルギー成分の除去や被ばく線量を低減するための工夫も行われている。
c. 操作器

　操作を行うためのユニットであり、撮影条件尾設定、画像表示、画像保存、ガントリ動作を行うことができる。
④撮影原理

　CT 装置は、物質の線減弱係数を測定する装置である。CT 画像は、各画素の線減弱係数から求めた CT 値を白黒の濃淡で表現する。CT 値は、水の場合は 1.00、空気は − 1,000 で表し、線減弱係数と一定の関係が成り立っている。
⑤ヘリカルスキャン

　ヘリカルスキャンは、X 線管を回転させながら寝台を移動して撮影を行う。体軸方向に連続した投影データを収集し、任意の位置の断層像を再構成する。しかしながら、投影画像には始点と終点にズレが生じるために、正確な画像構成のためのソフト補正が必要である。検出器は 1 個から複数個が配置され、マルチスラ

イススキャンが可能になった。

⑥問題点

　　CT の問題点は、画像影響と被ばく線量がある。CT 画像に影響を与える現象には、ビームハードニング、部分体積効果、さまざまなアーチファクトあり、最適な画への解決が求められている。一方、被ばく線量は、ランセット論文にあるように、確率的影響のリスクが疑われており、被ばく線量の低減が不可欠である。

23. 「PET」について述べよ（1200 字）。

「PET」について

① PET とは

　　PET は、Positron Emisssin Tomograhy の略で、陽電子断層撮影と訳される。

② PET の特徴

　・PET 用の陽電子放出核種は、炭素、酸素、窒素があるが、医療用には ^{18}F が主に用いられる。

　・PET は、水、酸素ガス、ブドウ糖、アミノ酸、神経伝達物質、受容体やトランスポータに特異的に結合する物質を標識して測定できる。測定の感度は非常に優れている。

　・PET は、生体内の血流や代謝、生物活性などの分子生物学的な画像化が可能であり、定量測定ができる。

　・1 回の検査で全身をチェックできる。

　・FDG の集積の強さおよび経時的変化、癌の有無、腫瘍が悪性か良性かを判断できる。

　・肺癌、乳癌、膵臓癌、大腸がん、リンパ癌、頭頸部腫瘍などに有効で、微小の癌が検出できる。

③ PET 装置の構成

　　PET は、検出器、光電子増倍管、寝台、操作器から構成される。

　・検出器

最近の検出器は発行効率や減衰時間が優れたLSOやGSOの結晶が用いられる。検出器はリング状に配置され、多数の結晶と複数の光電子増倍管が配列されている。

・光電子増倍管

　多数の結晶と複数の光電子増倍管が配列されている。

・操作器

　操作を行うためのユニットである。

④ PET の原理

・微量の ^{18}F を含むブドウ糖（FDG）を静注し、がんに集まる FDG を測定する。

・^{11}C から放出された陽電子は、運動エネルギーを失うと組織中の電子と結合して自ら消滅し、同時に1対の消滅放射線を出す。

・消滅放射線は、2本の光子を同時に 180°方向に放出する。

・1対の消滅放射線を被写体を挟んだ検出器で同時の測定を行えば、多方向からの投影データの取得によって断層分布像が得られる。

⑤ PET 画像の補正

　画像の補正には、偶発同時計数補正、減衰補正、感度補正、散乱補正、減弱補正、分解能補正、相互校正などさまざまなものがある。

⑥ PET 検査の注意点

　検査4時間前から絶食を行うが、糖分を含むものは飲食してはならない。検査前の血糖値が 150 以上の場合は投薬が必要になる、便秘の患者は FDG が腸管集積する。過度の運動は FDG の筋肉への異常集積を起こす。1回の検査で 2.2 mSv 程度の放射線被ばくがある。

24. 「予防医学における診療放射線技師の立場と役割」について述べよ（1200字）。

「予防医学における診療放射線技師の立場と役割」について

　予防医学は、第1次予防医学、第2次予防医学、第3次予防医学に区別されている。第1次予防医学とは疾病の発生を予防することである。第2次予防医学とは、疾病の早期発見・早期治療である。第3次予防医学は、疾病の進行を遅らせ、生活への影響を最小限にすることである。予防医学と治療医学は密接に関連している。ここでは、第2次予防医学における診療放射線技師の立場と役割を示す。

1. 予防医学の発展

　伝染病の予防、結核の予防、天然痘の撲滅、ポリオに対する予防接種、母子の感染症予防と栄養障害防止、大気汚染が原因の気管支喘息の予防、生活習慣病の予防、エイズ予防、O157予防が歴史的に行われており、保健・医療・福祉の連携が重要である。

2. 健康寿命

　最近、健康寿命という言葉がよく使われるようになった。健康寿命は、健康上の問題で日常生活が制限されずに生活できる基幹であり、肉体的、精神的、社会的のすべてが満たされた状態のことである。

3. 第2次予防医学

　2次予防は、不幸にして発生した疾病や障害を検診等によって早期に発見し、早期に治療や保健指導などの対策を行い、それえらの傷害の重傷化を防ぐことである。予防医学は、公衆衛生学、保健学、栄養学、看護学、教育学、心理学などが深く関わっており、診療放射線技師は人間ドックや検診の分野に寄与する。

4. 予防医学における診療放射線技師の立場と役割

①診療放射線技師の立場

　わが国の3大疾患は、がん、心疾患、脳疾患であり、診療放射線技師は、立場的に検診業務の画像検査でがんなどの早期発見めざし、早期治療に貢献することである。

②診療放射線技師の役割

　診療放射線技師は、検診業務において、胸部撮影、胸部CT検査、乳房撮影、胃透視検査、眼底検査、骨塩定量検査など主にX線撮影技術を用いた検査に携わっている。

　　診療放射線技師の役割は次のとおりである。

　・予防医学を学習する。

　・被検者の接遇を適切に行う。

　・マニュアルに基づいたX線検査を実施する。

　・放射線被ばくの低減に務める。

　・検査画像の補助読影を行う。

　・造影剤を適切に用いる。

　・医療安全を確保する。

　・X線装置の保守点検を行う。

5．今後の展望

　　わが国の保健戦略として「保健21」があり、地方公共団体では具体的な方法が強く求められている。したがって、診療放射線技師が担う国民に対する画像検診は早期疾病の発見に有用であり、今後、診療放射線技師の役割にさらなる期待がかかる。

25．「非イオン性ヨード造影剤の軽度副作用の初期兆候」について記せ（1200字）。

「ヨード造影剤の軽度副作用の初期兆候」について

　　ヨード造影剤には、イオン性と非イオン性があり、副作用は後者の方が軽微である。

①副作用の種類

　　造影剤による副作用には、アナフィラキシー様、アレルギー様、または特異体質性がある。非特異体質性には、化学毒性、浸透圧毒性、臓器特異的毒性、および血管運動性がある。また、複合型または臓器特性がある。

②造影剤の副作用

　　造影剤による副作用は、臓器によってさまざまな症状が起きる。中枢神経系では頭痛、錯乱、痙攣、消化器では吐き気、嘔吐、下痢、皮膚では疼痛、腫脹、熱感、腎臓では尿量の減少、高血圧、心臓では、不整脈、心臓不全収縮、呼吸器では呼吸困難、口頭痙攣など軽微な症状から重篤な症状まで発生する。

③ヨード造影剤の軽度副作用の初期兆候

　ヨード造影剤の軽度副作用の初期兆候は、吐き気、動悸、頭痛、かゆみ、発疹などの症状が生じる。基本的には、治療は必要ない。このような副作用は 100 人につき 5 人以下、つまり 5%以下である。

④ヨード系造影剤による有害事象の原因

　造影剤による有害事象は、浸透イオン電荷に関係する物理毒性、化学毒性、アレルギー性の過敏症が原因となって発症する。物理毒性に関係した有害事象は熱感、血管痛、血圧低下、血漿量増加、血管内皮損傷、赤血球変形、脱水症、化学毒性に関係するものは腎機能障害、神経症状、不整脈、血液凝固障害、赤血球損傷、アレルギー性のものにはくしゃみ、かゆみ、蕁麻疹、浮腫気管支痙攣がある。造影剤の投与量の多少と有害事象の発生率には有意差はみられない。

⑤造影検査での患者の対応

・ショック等の発現に備え、十分な問診を行うこと。

・投与に際しては必ず救急処置の準備を行うこと。

・投与にあたっては、開始時より患者の状態を観察しながら、過敏反応の発現に注意し、慎重に投与する。

・異常が認められた場合には、ただちに投与を中止し、適切な処置を行う。

・重篤な遅発性副作用等が現れることがあるので、投与中および投与後も、患者の状態を十分に観察する。

・造影剤投与開始より 1 時間～数日後にも遅発性副作用の発現の可能があることを患者に説明したうえで、発疹、発熱、悪心、めまい、胸内苦悶感等の副作用と思われる症状が現れた場合には、速やかに主治医等に連絡するように指示するなど適切な対応をとる。

⑥ヨード造影剤による有害事象を発症させる危険因子

　造影剤による有害事象の主な危険因子としては次のことが挙げられる。

・造影剤による副作用歴

・気管支喘息、薬剤アレルギー歴

・心疾患、腎障害、脱水症状

・高齢者、乳幼児

・一般状態の不安定な患者

26.「地域の保健・医療に携わる者の心構え」について述べよ（800字）。

「地域の保健・医療に携わる者の心構え」について

　2025年には、超高齢者社会が到来し、地域保健・医療の役割は重要である。地域保健・医療のさまざまな問題を解決する方法として地域包括ケアシステムが検討されている。このシステムは、住まい・医療・介護・資格支援が一体的に提供される社会システムである。地域包括ケアシステムを実現していくためにはそれぞれの関係者が具体的な役割に基づいて業務を行う必要がある。そこで、医療に携わる診療放射線技師として地域の保健・医療における心構えを示す。

《心構え》

①接遇（言動、態度）を適切に行う。

　被検者に対して丁寧に接し、特に言動、態度に注意する。

②秘密の遵守を行いつつ、情報漏洩を防止する。

　職務上知り得た秘密を遵守し、情報が漏洩しないように規定に従う。

③知識を吸収し、手順に基づく診療等の職務を的確に遂行する。

　専門職として正確な知識を吸収するとともに、診療手順マニュアルや規則等に従い職務を遂行する。

④学会や研修会に出席する。

　専門知識等を学習するために学会や研修会に出席する。

⑤問題解決能力と高度専門技術を身につけるように努力する。

　人間性や専門的知識を向上させるよう努め、問題解決能力を培う。

⑥公私の区別をつける。

　職場内と職場外とで公私の区別をつける。

⑦安全を確保する。

　医療安全だけでなく、労務災害等の安全を確保する。

⑧自分の能力に応じた対応を行う。

　自分の能力に応じた業務を行い、上司や関係者に対して報告・連絡・相談を行う。

⑨自分の健康に気をつける。

　言うまでもなく、日々健康第一で業務を行っていく。

27.「線量限度、実効線量」について説明せよ（1200 字）。

「線量限度、実効線量限度」について

①線量限度

　線量限度は、職業被ばく、公衆被ばくに対する線量限度の値を損害の容認の程度で決めている。すべての線源から一人の個人が受ける線量の上限値であり、超えてはならない。職業被ばくと公衆被ばくに対して設定され、医療被ばくに対しては設定されなていない。

　a. 医療被ばくの線量限度

　防護最適化における線量拘束値を設定する際の制限条件、あるいは防護の最適化の失敗を補填するものなどとして位置づけられており、防護の重要性は防護の最適化に比べて小さい。

　b. 職業被ばくの線量限度

　すべての線源から個人が受ける線量の上限値である。職業人に対する線量限度は次のとおりである。

実効線量	20 mSv/ 年（5 年間の平均）、任意の 1 年間に 50 mSv を超えてはならない
水晶体の等価線量	150 mSv/ 年
皮膚の等価線量（1 cm^2）	500 mSv/ 年
手および足の等価線量	500 mSv/ 年
妊婦の等価線量	2 mSv/ 妊娠期間

　c. 公衆被ばくにおける線量限度

　一般公衆の被ばくの場合は、個人を直接管理の対象にするのは実際的ではない。一般公衆の放射線防護・安全の確保するためには、X 線装置や放射性医薬品などの放射線の発生源を管理することが重要（線源管理）である。公衆被ばくにおける線量限度は次のとおりである。

一般公衆に対する線量限度	1 mSv/ 年
水晶体の等価線量	15 mSv/ 年
皮膚の等価線量	50 mSv/ 年

　d. 職業被ばくと公衆被ばくの線量限度異なる主な理由

　この理由は、公衆には放射線感受性が高いと考えられている妊婦、子供が含まれている。また、公衆は被ばくの期間が長い。公衆に対しては直接的な管理（個人管理）が行われていないからである。

②実効線量

　人体が放射線を受けたとき、その影響の現れ方は組織によって異なり、放射線感受性は臓器によって異なる。そこで、全身に対する影響を総合して評価するための量として実効線量が定義されており、各臓器の等価線量に確率的影響に対する組織の相対的な感受性を表す組織荷重係数を掛けて、すべての臓器について足すことによって求められる。実効線量 E は次式で表される。

$$E = \sum_{T} w_T \times H_T = \sum_{T,R} w_T \times w_R \times D_{T,R}$$

　ただし、

　　　W_T：臓器 T の組織荷重係数、H_T：臓器 T の等価線量、W_R：放射線荷重係数、$D_{T,R}$：臓器線量（Gy）

28.「HIS、RIS、PACS、DICOM」について説明せよ。

「HIS、RIS、PACS、DICOM」について

① HIS

　病院情報システム（hospital information system）の略語である。病院の部門システムと情報を連携し、病院全体の部門システムを管理するシステムである。病院には、診療部、病理部、看護部、薬剤部、検査部、理学部、放射線部、栄養部などさまざまな部門があり、それぞれの情報システムには、臨床検査システム、放射線情報システム、看護支援システム、給食システム、薬剤システム、物流システム、経営管理システムなどがある。病院情報システムは、病院規模によるが、患者基本情報を管理し、レセプトを処理す医事会計システム、検査オーダの発行、管理するオーダエントリシステム、診療情報を統合する電子カルテシステムなどから構成されている。

② RIS

　放射線診療情報システム（radiology information system）の略語である。画像検査部門における検査オーダ情報の実施管理、在庫管理、フィルム管理などのデータをコンピュータで管理する放射線検査と診断のためのシステムである。さまざまモダリティと接続して検査情報を配信する機能を有している。

③ PACS

　医用画像保管管理システム（picture archiving and communications system）の略語である。CT、MRI、X線撮影などの医用画像をデジタルに収集し、統一的に保管管理し、必要な場所に転送し、観察装置に表示することにより、画像情報の電子保存と共有が可能な医療サービスの質を向上させるシステムである。PACS の陽子には、モダリティとのインターフェース（画像入力）、入力された画像を保管するは画像保存（画像－サーバ）、画像ネットワーク（画像転送）、読影を行う画像表示、読影レポート作成、RIS とのインターフェース、画像をWEB の参照で端末への配信を行うなどの機能である。

④ DICOM

　デジタル医療画像通信保管規格（Digital Imaging and Communications for medicine）の略語である。異なる医療装置間で画像情報を伝送および保管するための通信手順の標準規格である。ACR-NEMA 規格を発展させた規格である。概観、適合性、通信規格、保管の規格などから構成されている。ACR-NEMA は米国放射線学会のディジタル通信規格である。

29.「病院に貢献できること」について述べよ（800字）。

「病院に貢献できること」について

　診療放射線技師が病院に貢献できることとして、代表的なものに、医療の質の向上、医療安全の確保、病院経営への貢献がある。こではこの3要素について述べる。

①医療の質の向上

　医療の質の向上は、患者満足度を上昇させることであり、継続的な努力が要求される。医療の質は診療の質の向上、治療成績の向上、快適性、受診の容易性、待ち時間、医療費などが挙げられ、患者には良質な医療を提供していかなければならない。医療の質の要素には、医療技術、診療能力、診療成果、設備や装置、接遇、病院の制度、病院組織、病院運営、費用対効果、効率性、支払制度などが考えられる。診療放射線技師は、医療技術の向上、患者の快適性への対応、患者接遇、診療の効率性、使用装置の費用対効果などに取り組む必要がある。医療従事者は、病院の理念や方針に基づいて、自分の専門技術を用いて役割と責任を果たしていくことである。合わせて国や病院の制度に関連した問題がある場合にはそれを解決しなければならない。

②医療安全の確保

　医療安全を確保するために診療放射線部門で取り組むべき内容は、放射線診療技術、放射線機器管理、放射線安全管理、患者接遇などである。特に、インシデント防止の対策は必須である。診療放射線技師が担う医療安全の取り組みは、具体的に次のものがある。

・検査マニュアルの作成と遵守
・手順書の作成と遵守
・指差し呼称にの実践
・危険予知能力の育成
・業務改善
・研修会等の開催と出席

　特に、ヒューマンエラーの発生機序、要因分析、対策等を学ぶことは重要である。医療事故を未然に防ぎ、患者が安心して安全な医療を受けられる体制を構築することは、患者が求める良質な医療につながる。

③病院経営への貢献

病院の経営戦略は重要であり、常に改善を行い、病院に収益をもたらす必要がある。診療放射線技師は経営のために何が求められるかを理解し、それを実践していかなければならない。経営戦略に必要なことを下記に示す。

・診療情報・経営情報を分析する。

・診療体制の企画立案と評価を行う。

・医療の質管理と評価を行う。

・予算、人員、設備等の企画立案を行う。

・放射線装置等の調達物品の妥当性を評価する。

・医療機器、医薬品、材料等の調達の企画を行う。

・地域医療連携の対外基本戦力を企画立案する。

・卒後教育、傷害教育の対する業績評価を行い、活用する。

病院経営に参画できる能力を備えることは、病院の発展につながる。結果的に、患者に良質な医療が提供できる。そのためには、診療放射線技師の意識改革が重要である。

30. 「医療経済、職場環境、診療放射線、業務、責任の語句を用いて、大学病院で自分が活かせること」について記せ（800字）

「大学病院で自分が生かせること」について

　病院では、患者に対する医療の質の向上と医療安全の確保が重要な課題として取り上げられている。この課題と同じような位置にあるのが病院経営である。病院経営で必要になるのが、医療のコストパフォーマンスの最大化を目的とする医療経済学である。しかしながら、パフォーマンスの成果は目標設定が難しい。それは、医療は平均寿命だけで評価できないからである。病院において医療経済学の考え方が必要な理由には、病院経営は資源の効率的運用、医療資源配分方法の活用など関係しているからである。さらに、病院経営を向上させるためには、患者のために良質な医療サービスを提供し、効率良く業務を行っていくという強固な意思をもつ職場環境が必要である。

　病院では、診療放射線技師は診療放射線の専門家であり、患者診療や放射線安全管理などに対して責任と役割を担っている。放射線診療では、使用するX線は人体に有害という認識に立ち、防護の最適化を行い、限りなく被ばく線量を低減しつつ、診断価値のある画質の画像を医師に提供しなければならない。したがって、診療放射線技師が大学病院で自分を活かしていけることは、特に診療放射線の高度専門知識を身に付け、チーム医療の中で医師支援体制を担っていくことにある。これを実践していくことで、結果的に医療の質の向上、医療安全の確保、患者への医療サービスの提供と病院経営へのさらなる貢献ができると考える。

31.「理想の診療放射線技師像」について述べよ（800字）。

「理想の診療放射線技師像」について

①診療放射線技師の業務

　　診療放射線技師の業務は、X線撮影などの放射線診療業務と放射線安全管理などのそれ以外の業務が多岐に渡っている。理想の診療放射線技師像で思い描くことは、X線撮影、CT検査、造影検査、IVR、MRI検査、超音波検査、骨密度測定、眼底検査、および放射線治療の業務を完全に修得し、実践していくことである。また、被ばく管理、放射線安全管理、医療安全、感染防止、経営管理などに関する知識を身に付け、患者診療と病院に貢献していくことである。このようなすべての業務も問題なく診療の中で行えることが理想の診療放射線技師像といえる。しかしながら、実際にこれらの業務を完璧に行うことは困難である。

②理想の診療放射線技師像

　　私の理想の診療放射線技師像は、上述のことをゴールに描いているが、これを達成することは困難であることは指摘した。そこで、放射線治療に携われるプロフェショナルな診療放射線技師として、がん治療に貢献できることが診療放射線技師像として理想である。放射線治療を担う診療放射線技師の業務も多岐にわたる。それは、患者の照射法、患者の説明、治療計画、シミュレーション撮影、患者のセットアップ、照射画像検証、線量計算・線量分布計算、法律に基づく放射線安全管理、医療安全管理などであり、一定水準を修得するためには臨床経験と専門的な学習によらなければならない。学会や研修会への参加、臨床研究の実施、後輩や臨床実習学生の教育を行い、合わせて放射線治療専門診療放射線技師の資格を取得し、患者の放射線治療に貢献できることが、自分の思い描く理想の診療放射線技師像である。

32. 「仕事をするうえで大切なことは何か」を述べよ（800字）。

「仕事をするうえで大切なことは何か」

　　仕事をするうえで大切なことを個人的な立場と診療放射線技師の立場から述べる。

①個人的な立場から

　　仕事をするということは病院組織で働くということである。病院組織での労働は、自分自身の生活や人生を豊かに広げていくという目標につながっていかなければならない。そのためには、第一に自分の健康管理に気をつけ、遅刻、無断欠勤をなくし、組織の一員として服務規程を遵守しなければならない。また、良い人間関係を築いていくことも大切である。人間関係がうまくいかなくてはいくら優秀な人間の集まりでも戦力にはならない。意見はすぐに組織に反映するシステムや提案が出る環境整備が必要である。さらに、人間としてさまざまな問題に対応できる課題解決の能力を身につけることは非常に重要である。

②診療放射線技師の立場から

　　診療放射線技師として大切なことは、診療の質の向上と医療安全の確保が最優先である。そのためには、医療法等を準拠しつつ、診療放射線技師に必要な診療放射線技術や医学をスキルアップして身につけていくことが大切である。医療はチームで行われ、専門分野でリーダシップを発揮することは重要な職務である。リーダに要求される能力は、指導力、人間的な魅力と道徳、説得力、意思決定と決断力、戦略能力、実務能力などである。これらのリーダの条件を身につけることは難しいが、必要な能力を認識し、仕事と人間関係を良好に保つことは極めて重要である。

33.「高齢化社会である現代において自分の職種としてどう対応していくか」(800字)。

> 「高齢化社会である現代において自分の職種としてどう対応していくか」
>
> 人口の高齢化が進み、わが国の国民医療費は約40兆円である。社会保障費を圧迫する中で、国民、医療従事者、医療・介護施設と協同しながら、高齢化医療のあり方を考えていかなければならない。高齢社会の中で求められるのは、国民の健康と福祉の増進、質の高い医療の提供である。その際、患者には非侵襲性や安全性が高く効果的な診断・治療技術が期待されている。こういう状況下で、放射線医療において診療放射線技師が担う役割は大きいといえる。
>
> 高齢化社会の特徴には認知有病者数の増加が挙げられ、合わせて日常生活動作（ADL：actives of daily living）が低下している患者が多い。これらの人は、放射線診療において介助・介護が必要になる。例えば、ポータブルX線装置を用いた病棟撮影では、複数の診療放射線技師で患者に対応しなければならない。同時に、ポータブルX線撮影では安全対策や感染対策は緊急な課題であり、チーム医療を推進していく中で、認知有病者に向けた新たなX線診療のあり方が要求される。さらに、高齢者の誤嚥に伴う肺炎患者や転倒に伴う骨折患者の増加も予想され、診療放射線技師としてX線撮影など従来の方法にとらわれず、高齢化社会に対応できる診療システムが必要である。

34.「患者が望む診療放射線」について述べよ（800字）。

「患者が望む放射線診療」について

　　放射線診療で患者が望むことは、医療の質の向上と医療安全の確保である。診療放射線においてこの両面を満足させることが必要であり、それぞれの分野で次のことを高度化していくことが期待される。

①画像検査分野

　・診断装置の画質を向上させる。正確な患者データを侵襲の少ない方法で収集する。

　・診断応力を向上させる。正確な診断、治療に有用な画像情報を作り出す。

　・被ばく線量の低減。診断を目的とするX線被ばくを最小限度に抑制する。

　・ネットワーク技術の的確な運用をめざす。医療の標準化、効率化を推進する。

②核医学検査分野

　・体内動態・分布を高精度に評価できる機器を開発する。

　・機能・代謝画像、形態画像を融合し、画像診断に寄与する。

　・PET測定の標準化を行う。

③放射線治療分野

　・がん病巣に高い線量を照射できる「強度変調放射線治療＋画像誘導放射線治療」を推進する。

　・高精度化した照射法の最適な分割回数を見い出す。

　・患者の経済的負担を軽減させる。

④医療安全の確立

　・さまざまな放射線診療に対応した医療事故を防止できる医療安全システムを構築する。

　・医療安全に対応したチーム医療を推進する。

35. 「画像電子化による医師、診療放射線技師、患者にとってそれぞれのメリット」
　　 を記せ（1200 字）。

「画像電子化による医師、診療放射線技師、患者にとってそれぞれのメリット」
①医師のメリット
　画像電子化による医師のメリットを箇条書きに示す。
　・手術室映像支援
　・映像ネットワーク支援
　・画像蓄積・編集
　・遠隔医療支援
　・カンファランス支援
　・遠隔地への画像転送
　・読影レポート支援
　・電子カルテによる診療支援
　・情報の共有化
　・省スペース化
　・検索性の向上
　・保管コストの削減
　・X 線画像等やカルテの紛失防止
　・業務の効化
②診療放射線技師のメリット
　・同一部位の場合、前回の画像と同じ撮影条件での撮影
　・撮影画像の加工
　・ポータブル撮影における複数の撮影カセッテの不要と業務のスリム化
　・被ばく線量指標の表示
　・暗室の不要
　・オーダリングによる患者情報の簡単な入手と業務の効率性の改善
　・画像の簡単な複写
　・複数の医師による同じ部位の撮影オーダ防止
③患者のメリット
　・待ち時間の短縮
　・過去から現在までの画像情報の検索
　・診察室での比較した画像の閲覧

・画像診断情報のリアルタイムな観察
・電子化カルテの閲覧とオーダリング・RI情報への利用
・永久保存画像の他病院へのCDによる提供
・複数の医師による同じ部位の撮影オーダ防止

36.「MRIのS/N比、第1水準管理操作モード」とは何か（800字）。

「MRIのS/N比、第1水準管理操作モード」

①MRIのS/N比

　S/N比は、信号と雑音の割合であり、微小信号の受信感度に影響する重要な因子である。このS/N比は、操作条件およびデータ処理条件で決定される。データ処理方法は、S/N比に影響を与えるが、ノイズの抑制や相対的信号の補強には効果がない。S/N比に影響する操作上のパラメータは、ボクセルの大きさや信号の加算平均回数に加え、撮像方法や静磁場強度などがある。CT検査と同様に、スライス厚を薄くするかマトリックス大きくすることによってボクセルは小さくなり、空間分解能は向上する。一方で、ボクセルの大きさが直接S/N比に影響し、信号強度は小さくなり。このためマトリックセルサイズを大きくするとS/N比は低下する。MRI検査の画質向上の要素は撮像目的や患者の状態により最適な撮像条件を設定する工夫が必要である。

②第1水準管理操作モード

　MR装置は、医療安全の確保の観点から、静磁場強度と患者の電磁場に対する影響の程度によって3つの操作モードが決定されている。この操作モードの1つが第1水準管理操作モードである。現在このモードは変更されているが、これまで、静磁場強度3Tは第1水準管理操作モードであった。第1水準管理操作モードは、いかなる出力も患者に生理学的ストレスを引き起こす可能性がある限界値を超えないと定義されている。したがって、MRIでは、磁場による患者へのリスクを抑制するために、第1水準管理操作モードを考慮した「検査プロトコルの作成」と「シーケンス」の組み立てが不可欠である。

第5章

実験レポートの書き方

　実験レポートは、自分が行った実験、研究、調査などの内容を文書にまとめたものである。書き方は、決まった指定形式があるが、読者がわかりやすいように簡潔に書くことが必要である。

　以下に、実験レポートの書き方を示す。

内容	問題点
題目	題目は、レポートの最小字数で表現した要約であると考えるべきである。副題をつける場合もあるが、連載しない場合には、主題だけで表現する。
氏名等	学部、学科、学籍番号、氏名を記載する。
実験目的	目的を読んで内容が予測できるように、対象の説明、重要なこと、実験内容についてわかりやすく書く。
文章の書き出し	必ず一字あける。
理論	実験装置、実験方法はどんな原理に基づいているかを示す。
実験方法の書き方	実験の全体を図でわかりやすく説明する。 表やグラフでまとめる。 測定の再現ができるように、装置、測定方法、材料、測定条件等を明確に書く。
実験結果の書き方	実験データと解析結果をわかりやすく書く。 表やグラフでまとめる 表の上に表番号と題目を示す。 図の下に表番号と題目を示す。 有効数字や単位に注意する。 計算過程を示す。
考察の書き方	考察の視点、判断の根拠、判断の結果を客観的に示す。 実験結果を理論や過去のデータを引用して比較する。 誤差の分析を示す。 実験の問題点や改善点を示す。
結論の書き方	実験結果と目的を対応させながら箇条書きにする。
参考論文の書き方	教科書、ハンドブック、論文を示す。 Web 検索した内容は書かない。

第6章

学内実習レポートの例

　大学内で行われる実習は医療機器を用いて行われており、患者はいない。したがって、実習は患者の代用となる人体ファントムや測定器類を用いられて行われることが多い。大学内の実習と病院での臨床実習の違いは、患者がいるかいないかの違いだけである。大学内で行われる臨床実習は基本的に病院で行われているものと同じであると考えることができる。実習は、授業で学んだ知識が備わっていることが前提になるため、実習の補助教材を与え、実習前には講義を行い、理解を深めている。

　ここでは、学内の臨床実習レポートの書き方について、実習テーマを取り上げて書き方を解説する。講義で指定された書式にする。普通、パソコンのワードを用い、40字×40行で記載、図や表を貼り付けるとよい。ここで例として取り上げた実習テーマは、「一般X線撮影の被ばく線量測定」である。

　また、解説は下記のような3つの方法で書き方の例を示した。

　　　1. 学生レポート
　　　2. 学生レポートの問題点
　　　3. 修正レポートの書き方

《例題》一般X線撮影の被ばく線量測定

1. 学生レポート

一般X線撮影の被ばく線量測定

〇〇〇〇学部　　〇〇〇〇学科　　学籍番号　　〇〇〇〇
氏名　〇〇〇〇

1. 目的
　本実験では、電離箱線量計を用いた被ばく線量を測定する。

2. 方法および結果

2.1　半価層測定
　まず、照射野をプローブの大きさに絞り込み、Alフィルタ板を置かず吸収板内

の測定を行った。次に Al フィルタ板を X 線管とプローブの中点に置き、第二半価層までの数点の測定を行った。すべての測定を終えた後、再び Al フィルタ板を取り除き、吸収板なしの測定を行った。最初の吸収板なしの測定結果の 50％の点を半価層とした。半価層は Al フィルタの厚さ 2.7 mm の位置である。

2.2 実効エネルギーの測定

求めた半価層を用い、文献データより実効エネルギーを決定した。実効エネルギーは 32 KeV であった。

2.3 空気中の測定点の照射線量

照射線量の測定は以下の条件で行った。

SFD 110 cm、SSD 93 cm、ファントムの厚さ 17 cm、照射野　半切（43.0 cm × 35.3 cm）、管電圧 70 kV、管電流 200 mA、撮影時間 0.1 秒、測定器 Radocl 指頭形電離箱 6 cc、電離箱の校正定数 0.99（22℃、1013.3 hPa）、気温 22.5℃、気圧 993.2 hPa

まず、照射野を半切サイズに絞り込み、プローブの上にファントムを設置した。その後、X 線を照射し、電離箱の測定値を読み取った。この測定を 5 回行った。半切サイズの評価点の照射線量は 22.08 μ C/kg であった。

2.4 空気中の評価点の照射線量

2.3 の結果を用いて次式より求めた。

$$X_0 = M_{raw} \cdot N_c \cdot k_{TP} \cdot k_s \cdot k_d \qquad \text{……………………………………} \quad ①$$

M_{raw}：電離箱の読み、N_c：電離箱の校正定数、k_{TP}：温度気圧補正計数、k_s：イオン再結合損失補正計数、k_d：距離逆自乗補正

本実験の気温気圧補正計数は、

$$\frac{273.2 + 25.5}{273.2 + 22} \cdot \frac{101.3}{993.2} \qquad \text{……………………………………} \quad ②$$

より、1.022、イオン再結合損失補正計数は 1.000 とした。距離の逆自乗補正は

$$\left(\frac{110}{93} \right)^2 \qquad \text{……………………………………} \quad ③$$

より 1.399 である。

①式を用いた計算結果より、半切サイズの評価点の照射線量は 31.569 μ C/kg であった。

2.5 空気中の評価点の吸収線量

2.4 で得られた結果から次式を用いて求めた。

$$D_{air} = X_{air} \cdot W_{air} \quad \cdots\cdots\cdots\cdots\cdots\cdots\cdots\cdots\cdots\cdots\cdots\cdots\cdots \quad ④$$

X_{air}：皮膚入射面の照射線量、W_{air}：空気の W 値

空気の W 値は 33.97（J/C）であるので、④式より半切サイズの評価点の吸収線量は、1.072 mGy であった。

2.6 組織（皮膚表面）の吸収線量

2.5 で与えられた結果から次式で求めた。

$$D_{m,o} = D_{air} \cdot BSF \cdot \left[\frac{(\mu_{en}/\rho)_m}{(\mu_{en}/\rho)_{air}} \right] \quad \cdots\cdots\cdots\cdots\cdots\cdots\cdots\cdots \quad ⑤$$

D_{air}：空気中の吸収線量、BSF：後方散乱係数、$(\mu_{en}/\rho)_{m,\,air}$：軟部組織、空気の質量エネルギー吸収係数。

BSF は照射野に依存し、本実験では矩形照射野なので等方正方形照射野に直した。

半切サイズ $\quad \sqrt{36.4 \times 29.8} = 33.0 \quad \cdots\cdots\cdots\cdots\cdots\cdots\cdots\cdots \quad ⑥$

⑥式より 1.399 であった。また、$(\mu_{en}/\rho)_{m,\,air}$ は表より 1.054 であった。
①式より半切サイズの組織（皮膚表面）の吸収線量は 1.581 mGy であった。

3. 考察

半価層は、第一半価層と第二半価層はの厚さは同じであるはずだが、わずかに第二半価層の方が大きくなっていたが、AL フィルタを通過する際に線質効果の影響で低エネルギー成分がカットされたことにより実効エネルギーが高くなり、第二半価層が厚くなったと考えられる。

4. 結論

本実験により、電離箱計を用いた一般 X 線撮影における被ばく線量の測定法について理解することができた。実際の撮影を行う際には、どの範囲の情報が必要であるのかしっかりと理解し、新段位必要な部分でない箇所は照射野に入れないなどの工夫を行い、患者の被ばく線量を低減させる努力が必要である。

参考文献

1) 熊谷孝三：補助教材　放射線計測学実験　一般 X 線撮影領域における被ばく線量測定、非売品　2017.

2. 学生レポートの問題点

学生が記載したレポートには、次の問題が考えられる。

内容	問題点
題目	題目は、レポートの最小字数で表現した要約であると考えるべきである。副題をつける場合もあるが、連載しない場合には、主題だけで表現する。
氏名等	学部、学科、学籍番号　氏名を記載する。
実験目的	目的を読んで内容が予測できるように、対象の説明、重要なこと、実験の内容についてわかりやすく書く。
実験および結果	「実験および結果」は「実験および材料」もしくは「実験」と「材料」の２つに分けて記載する。
問題点	論理的な書き方をする。 実験内容を理解する。 表現を適切に書く。 書きはじめは一字あける。 文章の変わり目一行あける。 測定法の図を入れる。 引用文献データが記載する。 補正係数を求めるための表を記載する。 測定法と結果が一緒に書かないない。 測定条件と結果が混在しており、書き方を分ける。 測定条件、方法と結果が混在しており、書き方を分ける。 重複は避ける。 測定条件と結果が混在しており、書き方を分ける。 考察は十分に考える。 結論に考察を含めない。

3. 修正レポートの書き方

学生のレポートは、指摘した問題点を考慮し、次のように修正した。

一般 X 線撮影の被ばく線量測定

〇〇〇〇学部　　〇〇〇〇学科　　学籍番号　　26070

氏名　　〇〇〇〇

1) 目的

　放射線診療の最終目的は、X 線検査時の被ばく線量を低減しつつ、適切な診断画像を提供することである。医療被ばく線量が過剰であれば患者に放射線障害をもたらし、逆に検査に必要な X 線量が少なければ診断にとって不適切な画像が得られる。診療放射線技師は、診療に際して「患者に対する X 線被ばくの低減」を常に念頭に入れて X 線検査を実施していかなければならない。同時に、診療放射線技師は、国民に対する「医療被ばくの管理者および監督者としての役目」も担っていることを自覚しなければならない。医療被ばくは一般 X 線撮影などさまざまな放射線診療で使用されており、診療放射線技師はこの問題に取り組むために X 線検査における医療被ばくの線量評価法を習得しなければならない。

　実験では、電離箱線量計を用いた一般 X 線撮影領域における被ばく線量を測定し、被ばく線量を評価する。

2. 使用機器・材料

1) X 線発生装置

　　島津インバータ方式 X 線撮影装置　高電圧装置：UD150B-19、回転陽極 X 線装置：サークレックス 0.6/1.2P 380E

2) 電離箱線量計

　　電位計：Radocal　Model 901　円筒形電離箱　Radical MOD 10X5-6 S/N 17711（probe 6cc）（70 KV の校正定数：0.99）

3) 空気ファントム

　　17 cm 厚の発砲スチロール（縦 60 cm × 横 30 cm × 17 cm）

4) 測定条件

　　① k_{TP}（温度気圧補正係数）　= 温度、気圧を測定して求める。

　　② k_s（イオン再結合損失補正係数）　= 1.000 とする。

5) N_c（電離箱の校正定数：70 kV 時）= 0.99 とする。

73

3. 被ばく線量の測定法

3.1 段階的な測定手順

　X線被ばく線量は、X線の実効エネルギーの決定する第1段階、および被写体の被ばく線量を測定する第2段階から成り立つ。

《第1段階：X線の実効エネルギーの決定》

　①校正した電離箱線量計を使用する。

　②電離箱線量計を用いた線量測定の補正係数（温度気圧補正係数など）を求める。

　③半価層測定のためそれぞれのAl厚に対する出力線量（C/kg）を求める。

　④出力線量（C/kg）から半価層（Al mm）を求め、実効エネルギー（keV）を算出する。

《第2段階 ： 被検者の被ばく線量測定

　①被検者（空気ファントム）の皮膚射出表面の照射線量（C/kg）を測定する

　②被検者の皮膚入射表面における照射線量（C/kg）を求める。

　③後方散乱係数の補正を行う。

　④被検者の入射皮膚表面の吸収線量（Gy）を決定する。

　一般X線撮影における被ばく線量測定の手順を図1に示す。

【第一段階：X線の実効エネルギーの測定】

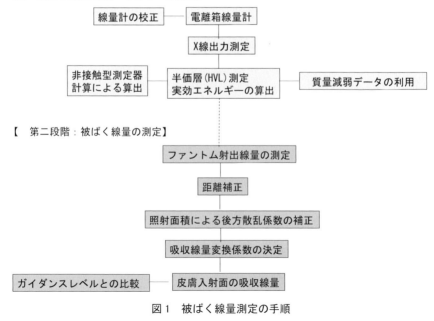

図1　被ばく線量測定の手順

3.2 半価層およびX線実効エネルギーの測定法

3.3.1 半価層測定

(1) 撮影条件

　　腰椎正面撮影時の撮影条件とする。

　　管電圧 = 70 kV、管電流 = 200 mA、撮影条件 = 0.1 sec、FFD = 110 cm

(2) 線量計

　　電離箱線量計　Radocal probe 6cc（70 kV 時の校正定数 = 0.99）

(3) 半価層測定のための吸収板

　　純度 99.8％以上のアルミニウム（Al）板を用いる。Al 板の大きさは、縦 10 cm ×横 10 cm であり、厚さは 0.1 mm、0.5 mm、1.0 mm、2.0 mm である。

3.2.2　半価層測定の幾何学的配置

　　半価層測定図を図 2 に示す。

　①X線管焦点と電離箱の距離は 110 cm とする。

　② Al フィルタはX線管焦点と電離箱の中央にの位置に置く。

　③照射野はプローブの大きさに絞り込む。

　④電離箱は床から 20 cm 離す。

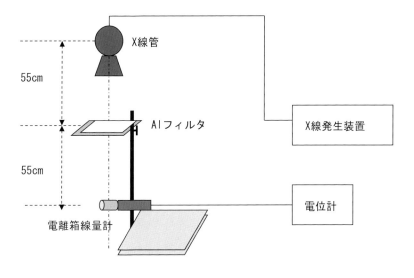

図 2　半価層の測定法

3.2.3 半価層からX線の実効エネルギーの求め方

半価層から図3を用いてX線の実効エネルギーを求める。

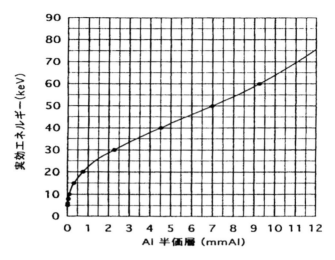

図3 Al の半価層とX線の実効エネルギーの関係

3.3 被ばく線量の測定

4.3.1 測定法

被ばく線量の測定の配置図（図4）および条件は下記のとおりとする。測定点を
Pとする。FFD = 110 cm、FSD = 93 cm、被検者厚 = 17 cm とする。

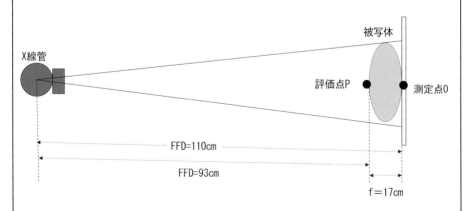

図4 被ばく線量の測定図

3.3.2　被ばく線量の計算

　被ばく線量測定は、点 P の空気の照射線量（C/kg）→点 O の空気の照射線量（C/kg）→点 O の空気の吸収線量（J/kg = Gy）→点 O の媒質（軟部組織）の吸収線量（J/kg = Gy）の決定という手順で行う。これらの計算は電離箱による空気の読み値から測定値を求め、後方散乱係数、質量エネルギー吸収係数比で補正して評価点 O の吸収線量を決定する。以下に、この手順を示す。

(1) 点 P の空気中の照射線量（C/kg）の決定

　点 P における空気中の電離箱の照射線量 $X_{air,p}$ は、式①で表される。ただし、点 P は被検者の射出皮膚表面と仮定する。

$$X_{air,p} = M_{raw,p} \bullet N_c \bullet k_{TP} \bullet k_s \bullet k_{pol} \quad\cdots\cdots\cdots\cdots\cdots\cdots\cdots\cdots \text{①}$$

　ここで、$M_{raw,p}$ ：点 P の電離箱線量計の読み値、N_c：電離箱の校正定数、k_{TP}：温度気圧補正係数、k_s：イオン再結合損失補正係数、k_{pol}：極性補正係数

(2) 点 O における空気中の照射線量（C/kg）の決定

　入射皮膚表面の被ばく線量を評価する点を O とする。焦点からフィルムまでの距離を FFD = 110 cm、被検者の厚さを f = 17 cm、被検者は空気とする。

　点 O における空気中の照射線量 $X_{air,O}$（C/kg）は、電離箱の読み値を $M_{raw,p}$（C/kg）とすれば、距離の逆二乗則により、式②で表される。

$$X_{air,o} = M_{raw,p} \bullet N_c \bullet k_{TP} \bullet k_s \bullet k_{pol} \bullet \left(\frac{SFD}{SFD-f}\right)^2$$

$$= M_{raw,p} \bullet N_c \bullet k_{TP} \bullet k_s \bullet k_{pol} \bullet \left(\frac{FFD}{SSD}\right)^2$$

$$= X_{air,p} \bullet \left(\frac{FFD}{SSD}\right)^2 \quad\cdots\cdots\cdots\cdots \text{②}$$

　ここで、$X_{air,O}$ ：点 O における空気中の照射線量（μC/kg）
　　　　　$X_{air,P}$ ：点 P における空気の照射線量（μC/kg）
　　　　　$M_{raw,p}$ ：電離箱線量計の読み値（μC/kg）

N_c ：電離箱線量計の校正定数

$k_{T, P}$：温度気圧補正係数

k_s ：イオン再結合補正係数

FFD：焦点フィルム間距離（cm）

（3）点 O における空気中の吸収線量（J/kg）の決定

点 O における空気中の吸収線量 $D_{air, o}$（J/kg）は式③で求める。

$$D_{air,o} = X_{air,o} \cdot \frac{W_{air}}{e} \cdot BSF \quad \cdots\cdots\cdots\cdots\cdots\cdots\cdots \text{③}$$

ここで、$X_{air, o}$：点 O における空気中の照射線量 $D_{air, o}$（C/kg）

$\dfrac{W_{air}}{e}$ ：1 イオン対を生成するのに必要なエネルギー（33.97 eV＝33.97 J/C）

BSF： 点 O の後方散乱係数

（4）点 O におけ媒質（軟部組織）の吸収線量（C/kg）の決定

点 O における媒質（軟部組織）中の吸収線量 $D_{air, o}$（J/kg）は式④で求める。

$$D_{m,o} = D_{air,o} \cdot \frac{\left(\mu_{en}/\rho\right)_m}{\left(\mu_{en}/\rho\right)_{air}} \quad \cdots\cdots\cdots\cdots\cdots\cdots\cdots \text{④}$$

ここで、$D_{air, o}$：点 O における空気中の吸収線量 $D_{air, o}$（C/kg）

$\dfrac{\left(\mu_{en}/\rho\right)_m}{\left(\mu_{en}/\rho\right)_{air}}$ ：媒質（軟部組織）と空気の質量エネルギー吸収係数比

（5）後方散乱係数（BSF）の決定

実照射野は等価正方形照射野の一辺の長さに換算し、図 5 から後方散乱係数を求める。図に該当値がない場合には、図を外挿して求める。点 O の位置での等価正方形照射野はルート面積法で計算する。

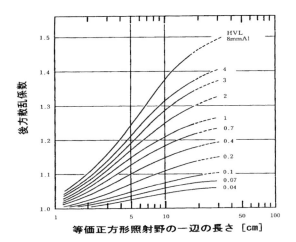

図5　後方散乱係数と等価正方形照射野の関係

6) 媒質（軟部組織）と空気の質量エネルギー吸収係数比の決定

　媒質と空気の質量エネルギー吸収係数は、X線の実効エネルギーから図6、および図7を用いて決定する。図6は軟部組織のエネルギー吸収係数、図7は空気の質量エネルギー吸収係数である。

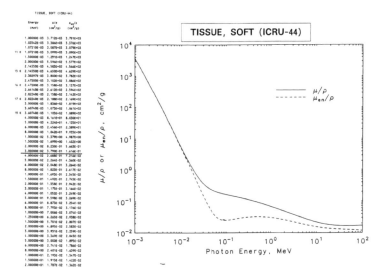

図6　任意の物質（軟部組織）の質量エネルギー吸収係数（m^2/kg）

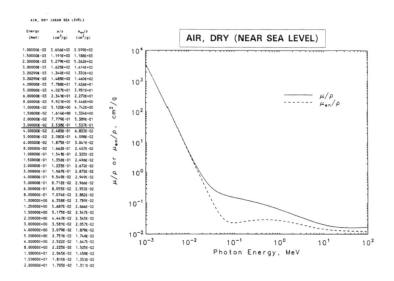

図7　空気の質量エネルギー吸収係数（m²/kg）

4. 結果

　線量計 Radcal probe 6cc（校正定数 = 0.99）を用い、被写体を軟部組織（厚さ 17 cm）、照射野 = 43 cm × 35 cm（半切サイズ）とし、管電圧は 70 kV、管電流は 200 mA、撮影時間は 0.1 sec、FFD は 110 cm の場合の被ばく線量測定結果は、以下のとおりであった。

4.1　半価層およびX線の実効エネルギーの測定
（1）電離箱による測定

Al フィルタ厚 （mm）	測定値 1 （µC/kg）	測定値 2 （µC/kg）	測定値 3 （µC/kg）	平均値 （µC/kg）	相対値
フィルタなし	18.69	18.69	18.69	18.69	1.000
0.1	18.06	18.06	18.06	18.06	0.966
1.5	16.06	16.06	16.06	16.06	0.859
1.0	14.04	14.04	14.04	14.04	0.751
1.5	12.36	12.36	12.36	12.36	0.661
2.0	10.89	10.89	10.89	10.89	0.583
2.1	10.63	10.63	10.63	10.63	0.569
2.2	10.40	10.40	10.40	10.40	0.556

2.3	10.14	10.14	10.14	10.14	0.542
2.4	9.908	9.908	9.908	9.908	0.530
2.5	9.765	9.765	9.765	9.765	0.522
2.6	9.541	9.541	9.541	9.541	0.510
2.7	9.339	9.339	9.339	9.339	0.500
2.8	9.133	9.133	9.133	9.133	0.489
2.9	8.931	8.931	8.931	8.931	0.478
3.0	8.731	8.731	8.731	8.731	0.467
3.5	7.941	7.941	7.941	7.941	0.425
4.0	7.187	7.187	7.187	7.187	0.385
5.0	6.000	6.000	6.000	6.000	0.321
6.0	5.080	5.080	5.080	5.080	0.271
7.0	4.325	4.325	4.325	4.325	0.231
8.0	4.739	4.739	4.739	4.739	0.200
9.0	3.224	3.224	3.224	3.224	0.172
フィルタなし （再測定）	18.67	18.67	18.67	18.67	誤差 0.1%

(2) 半価層

Al フィルタの半価層は 2.7 mm である。

(3) X 線の実効エネルギー

X 線の実効エネルギーは 32 keV である。

4.2　後方散乱係数（BSF）の決定

後方散乱係数を下表に示す。

照射野	皮膚入射面照射野（SFD －被写体の厚さ =93 cm）			後方散乱係数
	皮膚入射面照射野	等価正方形 照射野	円形照射野 の直径	
43 cm × 35 cm （半切サイズ）	36.4 cm × 29.6 cm	33 cm	37cm	1.36

4.3　点 P の空気の照射線量

空気ファントムの射出表面 P の照射線量は下表のとおりである。

電離箱の読み値 （μC/kg）	電離箱の 校正定数	温度気圧 補正係数	イオン再結合損失 補正係数	極性効果 補正係数	射出表面（110 cm） の照射線量（μC/kg）
22.08	0.99	1.022	1.000	1.000	22.34

4.4 点 O の空気の照射線量

空気ファントムの入射表面 O の照射線量は下表のとおりである。

射出表面 P の 照射線量（C/kg）	距離逆自乗 補正係数	入射表面 O の 照射線量（μC/kg）
22.34	1.399	31.25

4.5 点 O の空気の吸収線量

空気ファントムの入射表面 O の吸収線量は下表のとおりである。

皮膚入射面の 照射線量（C/kg）	後方散乱係数	空気の W 値 （J/C）	皮膚入射面 O の 空気の吸収線（J/kg）
31.25	1.36	33.97	1.444×10^{-3}

4.6 点 O の媒質（軟部組織）の吸収線量

媒質（軟部組織）の入射表面 O の吸収線量は下表のとおりである。

皮膚入射面 O の空気の 吸収線線量（J/kg）	質量エネルギー 吸収係数比	入射表面 O の吸収線量	
		（J/kg）	（mGy）
1.444×10^{-3}	1.0514	1.518×10^{-3}	1.518

5. 考察

5.1 被ばく線量測定法

放射線診療の最終目的は、X 線検査時の被ばく線量を低減しつつ、適切な診断画像を提供することである。医療被ばくは線量限度がなく、一般 X 線撮影、透視造影検査、乳房撮影、CT 検査、IVR 検査などさまざまな X 線検査で問題になる。そこで、診療放射線技師は、被ばく線量の測定法をする必要がある。

本実験では、X 線検査における電離箱線量計による一般撮影の被ばく線量測定を行った。一般 X 線撮影の被ばく線量測定は、2 段階の方法で行われる。第 1 段階は、出力線量の測定から半価層を求め、X 線の実効エネルギーを求める。第 2 段階は、撮影条件に基づき被写体の射出表面の照射線量（C/kg）を測定し、計算で評価する被写体の入射表面の吸収線量を決定する。この計算では、等価正方形照射野の計算、後方散乱係数、質量エネルギー吸収係数（m²/kg）、空気の質量エネルギー吸収係数（m²/kg）、電離箱線量計の読み値（C/kg）、電離箱線量計の校正定数、温度気圧補正係数、イオン再結合補正係数、空気の 1 イオン対を作るのに必要な消費エネルギー（33.97 eV）、電気素量（1.602×10^{-19}C）などが必要である。評価点の被ばく線量は式⑤で求める。ここでは、空気による X 線の吸収は無視した。

$$D_{m,o} = M_{raw,p} \cdot N_c \cdot k_{TP} \cdot k_s \cdot k_{pol} \cdot \left(\frac{FFD}{SFD - f} \right)^2 \cdot \frac{W_{air}}{e} \cdot \frac{(\mu_{en}/\rho)_m}{(\mu_{en}/\rho)_{air}} \quad \cdots \; \text{⑤}$$

5.2 電離箱線量計

5.2.1 電離箱線量計の感度

　被ばく線量測定に用いる電離箱線量計は、感度および測定エネルギー範囲が適切でなければならない。感度はプローブの電離体積と関係し、電離体積が大きくなれば高く、小さくなれば低くなる。そのため、電離体積は、漏洩線量を測定する電離箱サーベイメータでは、数100 ml と大きく、放射線治療用では、0.3 〜 0.6 ml と小さい。X 線診断領域の線量測定では、イオン再結合損失を考えて3 〜 30 ml のプローブが使用される。測定エネルギーはkeV 単位であり、X 線診断領域では、乳房撮影領域を除けば20 keV 以上のエネルギー範囲が測定できることが望まれている。

5.2.2 電離箱線量計のトレーサビリティと校正定数（N_c）

　電離箱線量計の指示値と基準値との関係を求めることが測定器の校正（キャリブレーション）である。校正定数（校正により得られた指示値と基準量との比）を測定時の指示値に乗ずることにより、正しい測定値を決定できる。電離箱線量計は、必ずX 線の実効エネルギーごとに校正を受けて校正定数を決定する必要がある。吸収線量の決定には、使用する実効エネルギーに対応した校正定数を使用しなければならない。電離箱線量計は、比較的エネルギー依存性が小さく、また、正確な照射線量を求めるためには校正定数 N_c が必要である。

5.2.3 温度気圧補正（$k_{T,P}$）

　電離箱線量計の感度は、電離体積内に存在する空気密度に比例する。この影響は、密閉形電離箱では問題にならないが、通気形電離箱ではその補正が必要になる。電離箱線量計は、校正の場合と測定したときの大気条件が異なると、電離箱内の空気の分子数が変わってくるため、校正定数だけを乗じても正しい照射線量は得ることができない。この空気密度の補正には、ボイルシャルルの法則を適用した温度気圧補正係数（$k_{T,P}$）が必要になる。校正時の大気条件は22℃、気圧を1013.3 hpa であり、測定時には、温度を t℃、測定時の気圧（hPa）を測定し、温度気圧補正係数 $k_{T,P}$ を算出する必要がある。

5.2.4　エネルギー依存性

　電離箱線量計にX線エネルギーを変えながら同一線量を照射したとき、電離箱線量計の指示値が変化する。これは線量計にエネルギー依存性があるからである。照射線量は、空気に対するX線吸収エネルギーを表している。したがって、線量計の電離箱壁が空気の実効原子番号と同一であるならば、電離箱壁材によるエネルギー依存性は起こらない。しかしながら、電離箱壁材は、厳密に言えば空気等価物質ではなく、通常は、空気に近似した実効原子番号の材質が電離箱の壁材として用いられる。その結果、X線吸収の若干の差がエネルギー依存性として現れる。

5.2.5　イオン再結合損失補正 （k_s）

　線量測定に電離箱線量計を用いることは最も実用的な方法である。しかしながら、特にイオン再結合損失による誤差が問題となる。この補正は、2点電圧法あるいは Boag の理論式で求めることができる。本測定では、イオン再結合損失はないものと考え、k_s = 1.000 とした。

5.2.6　極性効果補正係数

　電離箱線量計に対する印加電圧の極性【＋、－】を変えることによって生じる電離箱線量計の応答の違いを補正する係数である。光子ではコンプトン効果による電子の放出が原因とされ、集電極や絶縁体の体積に関係し、電子線では、入射電子が集電極または絶縁中で止められ、集電極またはその電気的結線系に運ばれるのが主な原因である。

5.2.7　電離箱線量計の選択

　電離箱線量計は、構造上、指頭形と平行平板形に大別され、次の特徴がある。
- ・電離箱の容量が大きくなると、測定可能な最大線量率が低くなる。
- ・電離箱の容量が小さくなると、電離量が少なくなり、感度が低く、誤差が大きくなる。
- ・X線診断領域の線量測定では、電離体積は 3 ～ 30 ml の大きさが最適である。
- ・比較的低エネルギーX線の使用では、エネルギー依存性の影響を受けやすく、電離箱線量計は使用目的に合致した感度、測定エネルギー範囲の適切なものを選択する必要がある。

5.2.8　測定時の注意点

・電離箱を使用する際には、電離箱空洞内部の温度と測定する測定室の室温が同じになるように測定を開始する前に設置しておく。保管場所と測定室の温度差が大きい場合には 30 分間程度前に設置することが必要になる。

・電離箱と延長ケーブルとリーダを接続してから電離箱線量計の電源を入れる。すでに電源を投入している場合には、一旦電源を切ってから電離箱の接続を行う。

・電離箱線量計の電源は必ずアースをとる。ただし、バッテリ駆動の線量計では必要ない。

・電源を投入してから、15 分間以上ウォームアップ時間を置く。線量計によっては、1 時間以上置かなければ安定しない測定器もあるので注意しなければならない。

・測定に際しては、X 線管—電離箱間距離等の幾何学的配置や照射野を記録する。

・電位計—電離箱間のケーブルは、巻かずに伸ばして計測する。電離箱のケーブルや延長用ケーブルは、傷が付かないように注意する。また、扉などで挟んだり、足で踏んだり、極端にあり曲げたりしないように注意する。これらのことはケーブルの破損につながり、測定値に影響を及ぼすことがある。

・測定は、回数を重ねると X 線装置の出力が変動することがあるので同一条件で測定し、値がかなり低めに表示された場合には、測定間隔をあけるなどの配慮を行う。

・使用している検出器の最大線量率を確認し、高い管電圧、管電流で測定する場合には、その値を超えないようにする。

・測定時の温度、気圧を記録し、表示値に温度気圧補正を行う。

・測定終了後、電源を切ってから検出器を外す。

5.2.9　電離箱線量計の取り扱いおよび保管の注意点

・電位計、延長ケーブル、電離箱は、精密機器であるため衝撃や振動に弱い。これらを取り扱う場合には、落下等の強い衝撃を与えないように注意しなければならない。

・コネクターにゴミや埃が付着しないように取り扱い、保管を行う。

・バッテリ駆動の線量計は、使用しない時にはバッテリを外して保管する。

・電位計、延長ケーブル、電離箱は必ず乾燥庫に入れて保管する。

5.3　半価層の測定とＸ線の実効エネルギー

　Ｘ線撮影による被ばく線量を測定するためには、使用するＸ線の実効エネルギーがわからなければ求めることはできない。診断領域のＸ線では、実効エネルギーは、Al（アルミニウム）板を用いた半価層（HVL：half value layer）測定から算出する。半価層とは、フィルタ（減弱板、吸収板）がないときの照射線量率あるいは照射線量を半分に減弱させるのに必要なフィルタ物質の厚さのことであり、線質（エネルギー）を表示する方法の一つである。連続スペクトルを示す光子エネルギーのＸ線では、固有フィルタ（Ｘ線装置に装着しているフィルタ）の厚さや材質が違えば半価層は異なる。

　Ｘ線撮影における被ばく線量を求める場合の手順は、校正された電離箱線量計による空気照射線量から吸収線量変換係数を使用して空気吸収線量を求め、さらに組織の実効線量に換算する。吸収線量に変換するために必要となる後方散乱係数や吸収線量変換係数などを求めるためには、使用するＸ線の実効エネルギーがわからなければならない。診断用Ｘ線は、Ｘ線エネルギーが連続分布しているため、単一の数値でＸ線エネルギーを表示することはできない。そこで、実効エネルギーの概念が用いられる。Ｘ線の実効エネルギーとは、ある連続波長のＸ線の減弱曲線において、これと同一の半価層を有する単一波長のＸ線を仮定し、このときのＸ線のエネルギーをいう。

5.3.1　半価層測定のための吸収板

　Ｘ線の実効エネルギー（keV）は、組織（皮膚）の照射線量を吸収線量に変換するときや後方散乱係数を求める場合に必要となる。Ｘ線の実効エネルギーはアルミニウム（Al）板や銅板による吸収板を用いた半価層（HVL）から求める。Ｘ線診断領域の半価層測定には、吸収板として99.8%以上の純度のアルミニウム（Al）板を使用する。

5.3.2　半価層測定時の幾何学的配置

　半価層測定では、Alフィルタ板（吸収板）と電離箱のプローブ（電離箱体積）間の距離は、Alフィルタからの散乱線が入射しないように大きくとる。照射野はプローブの大きさに絞り込む。また、Ｘ線管出力は、照射野のたびに変動する可能性がある。そのためその出力変動をモニタ線量計によって監視することもある。半価層測定では、第二半価層までの数点を測定し、すべての測定が終了した後に改めて最初の吸収板がない状態で再び測定し、最初の測定値と再度測定した測定値の差が±2%以内にあることを確認する。もし、誤差が±2%を超える場合があ

れば、再度測定を行う。照射線量の測定値が安定しており、最初の測定値と改めて測定した最後の測定値が ± 2 % 以内であれば、Al フィルタのないとき（透過率100 ％）の照射線量、および半価層より少し透過率の大きい Al フィルタの厚さ、半価層より少し透過率の小さい Al フィルタの厚さから、次式の）補間法によって半価層（HVL）を求めることができる。

$$HVL = \frac{t_b \ln(2 I_a / I_0) - t_a \ln(2 I_b / I_0)}{\ln(I_a / I_b)} \qquad \cdots\cdots\cdots\cdots\cdots\cdots\cdots \text{⑥}$$

ここで　　I_0 ： Al フィルタのない場合の線量

I_a ： $I_0/2$ より少し大きい線量

I_b ： $I_0/2$ より少し小さい線量

t_a ： I_a が得られたときの Al フィルタの厚さ

t_b ： I_b が得られたときの Al フィルタの厚さ

ただし、$I_a > I_b$、および $t_a < t_b$

5.3.3　半価層から実効エネルギーの求め方

半価層から実効エネルギー E_{eff} を求めるためには、フィルタに用いた Al の光子減弱係数が必要となる。X 線診断領域における X 線エネルギーは連続スペクトルを示すため、半価層から実効的な光子減弱係数を求め、それに対応した単一エネルギーに置き換える。実効エネルギー E_{eff} は、図 3 から求めた多項式近似式で算出できる。x は半価層（HVL）（mm）である。

$$E_{eff} = -0.0006x^6 + 0.0229x^5 - 0.3501x^4 + 2.6467x^3$$

$$-10.38x^2 + 24.249x + 5.585 \qquad \cdots\cdots\cdots\cdots\cdots\cdots \text{⑦}$$

5.3.4　距離による照射線量の補正

撮影距離（FFD）は、X 線管焦点からフィルム（受像器）間の距離である。照射線量の測定は通常の撮影距離で行う。ここでは FFD = 110 cm とした。被写体の体厚は 17 cm とした。入射皮膚表面の位置は、被写体の体厚によって変化し、焦点—皮膚間距離は異なる。この距離の違いによる照射線量は、距離の逆二乗則によって補正しなければならない。しかしながら、X 線エネルギーによっては、空気層による吸収があり、距離の逆二乗則が成立しない場合がある。特に、乳房

撮影などの 15 keV 以下程度では空気の吸収は大きくなるので注意しなければならない。

5.3.5　後方散乱係数 (BSF : Back Scatter Factor)

　X線が被写体に入射した場合、被写体からの散乱線によって照射線量が増加する。これが後方散乱であり、その割合の線量への寄与（後方散乱係数）を考慮しなければならない。すなわち、測定する照射線量は、被検者が存在しない場合の空中線量の値であるため、被検者から生じる散乱線を補正しなければならない。後方散乱線は照射野の大きさや入射X線エネルギー（撮影管電圧）に依存する。ここでは、後方散乱係数は、British Journal of Radiology Supplement No.17 のデータが引用される。後方散乱係数は、照射野の大きさで変化する。被検者のX線入射表面での照射野の大きさを決定しなければ後方散乱係数を求めることはできない。後方散乱係数は、矩形照射野を後方散乱線が付加された等価正方形照射野または等価円形照射野として換算して求める。

5.3.6　被写体の射出表面における空気の照射線量 (C/kg)

　ここでは、測定点を P（被検者の射出皮膚表面）、患者入射皮膚表面の被ばく線量の評価点を O とした。X線管からフィルムまでの距離を SFD = 110 cm、被検者の厚さを f = 17 cm とする。被写体は空気とした。

5.3.7 被写体の入射表面における空気の照射線量 (C/kg)

　被ばく線量の評価点 O における空気中の照射線量 $X_{air,O}$ (C/kg) は、電離箱の読み値を M_{raw} (C/kg) とすれば、距離の逆二乗則により求めた。

5.3.8 被写体の入射表面における空気の吸収線量 (J/kg)

　測定点を P、被検者入射皮膚表面の被ばく線量の評価点を O とした。X線管からフィルム間距離を SFD = 110 cm、被写体の厚さを F = 17 cm とする。被検者は空気と仮定する。

　測定点 P における空気の吸収線量 $D_{air,p}$ は、次式で求めた。

$$D_{air,o} = X_{air,o} \cdot \frac{W_{air,o}}{e} \quad \text{⑧}$$

5.3.9　被写体の入射表面における軟部組織の吸収線量 (J/kg、Gy)

　被ばく線量の評価点 O（被検者の入射皮膚表面の位置）における組織（軟部組織）の吸収線量 $D_{m,O}$ は、次式で求めた。

$$D_{m,o} = D_{air,o} \cdot \frac{(\mu_{en}/\rho)_m}{(\mu_{en}/\rho)_{air}} \quad \text{⑨}$$

6. 結論

被ばく線量測定は、厚さ17 cmの腹部撮影モデルを想定し、電離箱線量計を用いた一般X線撮影領域の被ばく線量を測定した。撮影条件は、線量計Radcal probe 6cc（校正定数 = 0.99）を用い、管電圧は70 kV、管電流は200 mA、撮影時間は0.1 sec、FFDは110 cm、照射野は43 cm × 35 cm（半切サイズ）とした。被ばく線量は1.518 mGyとなった。

7. 課題

放射線の医学利用は、診断情報・治療効果の便益と放射線被ばくのリスク・コストなどの不利益のバランスが判断され、医師の正当化の判断のもとで行われる。X線撮影は、故意の照射により実施されるが、患者には線量限度は適応されていない。したがって、被ばく線量を低減するために、X線撮影時に照射野を絞るなどの患者の防護の最適化を考慮する必要がある。また、患者の放射線診療において、撮影時の被ばく線量を把握することは必要である。すべての医療施設は、X線撮影の被ばく線量を測定または計算することで患者に知らせる必要がある。いかにして、モダリティごとのすべての撮影条件に対応した「被ばく線量データ」を作成し、患者に通知することは重要な課題である。

参考文献

1) 熊谷孝三：補助教材　放射線計測学実験　一般X線撮影領域における被ばく線量測定、非売品　2017.

2) 日本放射線技術学会：放射線医療技術学叢書(25)　医療被ばく測定テキスト、日本放射線技術学会 出版委員会、2006.2.28.

3) 山田勝彦、野原弘基：放射線計測学(診療放射線技術体系13)、通商産業研究社、1981.

4) 西谷源展、山田勝彦、前越久：放射線計測学（放射線技術学シリーズ）、オーム社、2003.

5) Seltzer S.M. and Hubbell J.H.（前越久　監修）：光子減弱係数データブック、日本放射線技術会、1995.

第7章
臨床実習レポートの書き方

　診療放射線技師の臨床実習では、患者のX線撮影、核医学検査、放射線治療などの分野についてさまざまなことを学習する。臨床実習は実際的な患者診療を学ぶ場であり、その学習の成果はレポートで臨床実習指導者と教員に提出する。臨床実習指導者および教員は、実習に関連する文献を読み、自分で理解したうえで自分の言葉で表現するレポートを求めている。また、臨床実習指導者からさまざまな課題や質問も受ける。臨床実習レポートは課題や質問について調べたものを文章化し、報告形式にまとめたものである。そのレポートには書き方があり、それをマスターする必要がある。文章作成で事実を正しく伝え、根拠を明示するコツさえわかれば、わかりやすい文章が書けるようになるはずである。レポートの書き方は、内容が正確であり、伝えることが平易であり、文章が簡潔でわかりやすいように作成しなければならない。1課題につき800字〜1200字（文章、図、表を含む）程度で収まるようにするとよい。臨床実習では、実習内容について理解が求められ、内容は知識を深め、適切に表現することが必要である。適切に表現するとは、自分の思うことを思いつくままに書くのではなく、論理的に可能な限り短文で記載していく必要がある[4)〜8)]。

　ここでは、放射線治療分野の臨床実習指導者から受けた課題「放射線の直接効果と間接効果」、および「細胞に対する効果」を例題にとり、レポートの書き方を示す。

　また、例題の解説は、下記のようなつ3の方法で書き方の例を示した。

　　1. 学生レポート
　　2. 学生レポートの書き方の問題点
　　3. 教員の模範的レポートの書き方

臨床実習レポートの書き方
課題「放射線の直接効果と間接効果」および「細胞に対する効果」を説明せよ（800字）。

1. 学生レポート

【実習日報（レポート）】

学籍番号　　　　　　　　　　　　　氏名

実習日　：〇〇〇〇年〇月〇日　（〇曜日）

実習施設名：〇〇〇〇　　　　　実習部門：放射線治療部門

　まず、直接効果とは、標的となる分子が放射線により電離や励起を起こすことで生じる二次電子が直接、標的分子を電離・励起を引き起こす効果のことである。一方で、間接効果とは、標的以外の分子が放射線により電離・励起されて生じるラジカルにより、間接的に標的分子を攻撃する効果のことである。ここでの標的分子は、主に DNA であり、間接効果に寄与する物質は水である。

　ここで、γ 線と重粒子線における生物学的効果の違いを述べる前に、γ 線とは低 LET 放射線のことであり、重粒子線は高 LET 放射線である。低 LET 放射線は細胞内で DNA の二重らせん構造のうち一本鎖を損傷する割合が高いが、一方で高 LTE 放射線では、二本鎖損傷を生じる割合が高いので細胞に致命的で修復困難な障害を引き起こす。そのため、γ 線と比較して重粒子線の生物学的効果が大きいことがいえる。

　また、OER とは酸素増感比と呼ばれるもので特にガンマ線などの低 LET 放射線では酸素存在下では生物学的効果が増加する、一方で、重粒子線などの高 LET 放射線では、酸素効果に関係なく生物学的効果が得られるのである。

2. 学生レポートの書き方の問題点

　レポートの問題点は次のように考える。

　　　　①文章の最初に課題を記載する。

　　　　②番号を付けてサブテーマを書く。

　　　　③文章の書き出しは一字下げる。

　　　　④重要なキーワードを含めて文章を記述する。

　　　　⑤必要なことだけ述べる。

　　　　⑥重複説明は不要である。

　　　　⑦具体的に書く。

　　　　⑧主語、述語を明確にする。

　　　　⑨文章のワンセンテンスは短く書く。

第7章　臨床実習レポートの書き方

⑩ 1つのテーマに対して 600 〜 800 字（原稿用紙 2 枚程度）で記述する。

⑪ 必要に応じて図表を活用するとわかりやすくなる。

⑫ 全体がスリムに纏められていない。

⑬ 必要に応じて図表を活用するとわかりやすくなる。

⑭ 論文構成と文書記号が適切でない。

⑮ 文章が見にくい。わかりにくい。

⑯ 番号を付して箇条書にしていない。

⑰ 主語、述語は明確にされているが、文章のワンセンテンスは比較的長い。

⑱ 書くべき必要なことが省略されている。

⑲ 重複説明がある。

⑳ 成書で調べていない。うろ覚えの書き方である。

㉑ 5W2H を明確にすれば、適切な文書が得られる。

2. 修正レポートの書き方

【実習日報（レポート）】

学籍番号　　　　　　　　　　　　　氏名

実 習 日 ：〇〇〇〇年〇月〇日 （〇曜日）

実習施設名：〇〇〇〇　　　　　　実習部門：放射線治療部門

「放射線の直接効果と間接効果」および「細胞に対する効果」について以下に述べる。

（1）放射線の直接効果と間接効果

　放射線が人体組織に入射すれば相互作用により細胞内から電子が飛び出す。この電子が直接細胞内の DNA にヒットして損傷を与えるのが直接作用である。一方、飛び出した電子は生体内の水分子と反応してフリーラジカルを生成する。生成したフリーラジカルは体液中で化学変化を起こして活性酸素を作り出す。この活性酸素は、間接的に細胞膜や DNA を傷つけ、または、タンパク質やコレステロールなどを酸化させる。その結果、最終的に細胞に死をもたらしたり、活性酸素が突然変位を起こしたりする。これが間接作用である。

（2）細胞に対する効果

　X 線や電子線による細胞への直接作用の効果は 1/3、間接作用は 2/3 の割合で起こり、重粒子線はこの逆の割合になる。生物学的効果比は X 線およびガンマ線は 1.0、陽子線は 1.0、炭素線は 2.0 〜 3.0 である。放射線が細胞内の DNA に損傷

を与えた場合、完全な二重鎖切断は細胞の死につながる。DNA の二重鎖が切断されても、元通りに修復すれば、細胞の異常はみられない。DNA が二重鎖切断を修復できなければ、細胞は分裂ができなくなる。分裂できない細胞が少ない場合は問題にはならないが、組織の多くの細胞が損傷を受ければ、細胞や組織の死につながる。また、DNA の二重らせんに間違った修復が起きれば、発がんを生じたりや異常な遺伝子が次世代に引き継がれていく。

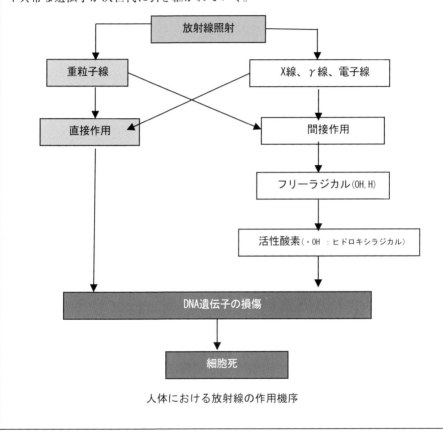

人体における放射線の作用機序

《注釈》

　解答は<u>何を要求されているか</u>がわからなければならない。また、的確に解答していくためには、質問に<u>関連したキーワードを考える</u>必要がある。

第8章

研究論文の書き方

1. 研究論文の構成

　研究論文の書き方は、基本的にはレポートの書き方と同じである。研究論文は下記の要領で記載していく。

　　　①題名（Title）
　　　②キーワード（key words）
　　　③要約（Abstract）
　　　④緒言（Introduction）
　　　⑤方法と材料（Materials and Metods）
　　　⑥結果（Results）
　　　⑦考察（Discussion）
　　　⑧結論（Conclution）
　　　⑨謝辞（Acknowledgement）
　　　⑩参考文献（reference）

2. 具体的な論文構成

①表紙

　表紙には、標題、著者名、所属、ランニングタイトル、キーワード、連絡先住所、電話、FAX 番号を記載する。標題は論文の最も短い要約と考え、内容が一目瞭然で理解できる付け方が望ましい。しかしながら、主題のみで内容が強調できない場合には、副題を付けても差し支えない。キーワードはその論文を検索する場合に必要であり、5語以内で記載する。ランニングタイトルは欄外に印刷される短い標題である。字数制限があるためにエッセンスに限定する。

②要約

　要約は内容を容易に理解することを目的としている。言い換えると、論文には研究のエキスが詰まっており、読めば研究のあらましが理解できるのである。この中には、目的、方法、材料、結果、考察が含まれている。日本の雑誌では 400 字以内、英文誌で 200 語以内程度である。

③序文（はじめに）

　序文は研究の目的を理解するために書かれる。この研究がなぜ必要であるのかと言うことを提起し、研究での既知の事実を踏まえ、明らかにすべき問題点と研究の目的を明確に述べる。注意すべきことは、ここには研究成果は書かないことである。

④方法と材料

　使用した機器・器具・材料とその使用方法を示し、研究計画の研究過程を記述していく。技術的な方法を正確に述べる。機器類は製造メーカ、製品名・番号などを明記する。薬品類等は商品名でなく一般名を使用する。方法は行った順番に記載し、過去形かつ受動態で記載する。

　統計的な方法を用いる場合は、どのような方法で行ったかを説明し、その分野の知られた方法に関しては、単に名称と出典の引用で差し支えない。

⑤結果

　結果は研究の目的に対して研究データをもとにして解答を明らかにしなければならない。データは図表を用いて適切に説明しなければならない。過去形かつ能動態で記載する。重要なことは、結果が不十分な場合には、さらに実験を追加しなければならない。

⑥考察

　考察は、実験結果をもとにして正当に評価しなければならない。また、自分の主張したいことは述べる必要がある。関係ある研究論文を引用し、それとの対比を示して主張を強調する。研究論文はオリジナリィが重要であることを忘れてはならない。そのために、主張すべきことは何か、新知見が得られているかなど、あらかじめ次のことを箇条書にまとめておくとよい。

> a. 研究目的は適切か。
> b. 作業仮説は適切か。
> c. 研究結果は正確か。
> d. 問題点は何か。
> e. 研究結果の意義は何か。
> f. 検索した文献の研究結果と対比は何か。
> g. その他の比較検討内容は何か。
> h. 強調すべき点は何か。
> i. 今後の展開および展望は何か。

⑦結論

　結論は得られた結果から箇条書に記載する。考察や展望の混在は避けなければならない。

3. 投稿規定

研究論文の投稿規定には、「論文の書き方」と別に編集方針があり、下記のことが求められている。

①論文は、原著論文、短報、総論、編集者へのレター、その他に区分される。

②公開要件を満たしていること。

論文投稿の注意点は次のとおりである。

  a. 二重投稿をしてないこと。

  b. 法的要件を満たしていること。

  c. 利益相反に関する方針に準拠していること。

  d. 倫理基準を満たしていること。

  e. 臨床試験登録に関する要件を満たしていること。

  f. 必要に応じて著作権の以上、独占公開書などの許可証が論文ごとに用意されていること。

4. 研究論文の例

研究論文の書き方の例を示す。

(1) 日本の研究論文

本論文は、「高エネルギー 6 MV X線治療における二次電子線除去フィルタの評価」の 1985 年の日本放射線技術学会に掲載された研究報告である[9]。要約は、高エネルギーX線を用いる場合、表面線量が照射ヘッドから放出される二次電子線の影響で増加する。その結果、転移性腫瘍に照射する全脳照射の場合には皮膚紅斑や外耳道炎を発症させる。この有害事象を軽減させるために二次電子線除去フィルタの物理的諸特性の検討を行い、含鉛ルサイト 7 mm 厚が最適であることを明らかにした。また、臨床的評価でも良好な結果を得たと結論づけている。

本論文は、タイトル、キーワード、英語要約、緒言、使用装置および器具、実験方法、実験結果、考察、結論、謝辞、文献の手順を踏んでいる。実験方法は、6 項目に分けられており、そのうちの一つは臨床効果のエビデンスを写真で示し、実験結果は、実験方法に準拠して記述されている。考察は、参考論文を対比しながら述べられている。この論文は、研究論文の基本形の書き方である。

原 著

高エネルギー 6 MVX 線治療における二次電子除去フィルタの評価

熊 谷 孝 三

国立病院九州がんセンター　放射線治療部

(論文受理　1987年 2 月16日)

(最終論文受理　1987年12月18日)

(*Code No. 760, 742, 736*)

Key words :　Secondary electron filter, Contaminant electron, Lineac, High-energy X-ray, Shallow type ionization chamber.

EVALUATION OF SECONDARY ELECTRON FILTER FOR REMOVING CONTAMINANT ELECTRONS FROM HIGH-ENERGY 6 MV X-RAY BEAM.

KOZO KUMAGAI

Department of Radiology, National Kyushu Cancer Center

(Article received ; Feb., 16, 1987)

Summary

When using high energy X-rays, the dose increases at the skin surface and build-up region of beam contamination of secondary electrons coming out from the inner suface of the lineac head.

At our radiotherapy department, many cases of external otitis from severe skin reactions, particularly resulting from whole brain irradiation of primary and metastatic brain tumors with a 6 MV X-ray lineac, have been encountered.

An investigation was made of the physical aspects of a 6 MV X-ray beam using three electron filters, lead lucite, lead glass and lucite to remove secondary electrons.

Transparent materials for filters should be preferable for locating the light field.

The following results were obtained :

1) For removing secondary electrons, a lead lucite filter was found best.

2) The lead lucite filter proved most effective for removing secondary electrons from the area of treatment. It reduced the dose of irradiation to the skin surface and build-up region, and furthermore improved the depth dose relative to that without filters.

3) From a clinical standpoint, skin reactions such as external otitis remarkably decreased using a lead lucite filter.

第 8 章　研究論文の書き方

1988 年 5 月　　　　　**日本放射線技術学会雑誌**　　　　　第 44 巻　第 5 号

　4) It thus appears necessary to use a high energy X-ray with newly designed filters to reduce beam contamination of secondary electrons.

1. 緒　　言

　高エネルギーX線は，照射ヘッド内壁から放出する二次電子線の混入があるため，入射表面やビルドアップ領域の線量が増加する．

　当院では，とくに脳腫瘍，転移性脳腫瘍に対する全脳照射時に高度の皮膚反応がみられ，同時に外耳炎を併発する症例を多数経験した．この副作用の原因となる二次電子線の影響を減少させるためには，(1) 二次電子線の発生源と入射表面間距離を適当に離したり，(2) 中等度の原子番号物質で作製した二次電子除去フィルタを使用する方法がある．前者は，装置機構および使用上の制約をうけるため，実用的な手段とはなり難い．後者の方法は，テレコバルト装置については従来多くの報告[1][2][3][4]があり，種々の材質で検討されているが，リニアックの高エネルギーX線に関する報告は少ない．

　われわれは，高エネルギー6 MVX線の二次電子線の混入よって増加する表面線量，およびビルドアップ領域の線量分布を改善させ，患者の皮膚反応を軽減させる目的で，open field(ここでは，二次電子除去フィルタを使用しない状態を指す)および種々の光透過性物質の二次電子除去フィルタについて物理的諸特性の検討を行った結果，臨床的評価にも良好な結果を得たので報告する．

2. 使用装置，および器具

(1) 治療装置
　　○ NEC リニアック（NELAC 1006X）
　　　X線エネルギー　6 MV
(2) 線量計
　　○ Shallow type ionization chamber(実効電離容
　　　積　20 mmϕ×1 mm, HV±500 V)
　　○ NUCLEAR ENTERPRISES IONEX 2500/3,
　　　0.6 cc Chamber
(3) ファントム
　　○ルサイト板（30 cm×40 cm）
　　○ MiXDP（30 cm×40 cm）
(4) 二次電子除去フィルタ
　① 透明含鉛ルサイト樹脂（キョウワガラス-XA, H
　　　グレード，比重1.6 g/cm³）
　　○ H-7（7 mm 厚，1.12 g/cm²）
　　○ H-12（12 mm 厚，1.92 g/cm²）

　② 含鉛ガラス（日本電気硝子製　LX-57, 比重4.36
　　　g/cm³）
　　○5 mm 厚（2.18 g/cm²）
　　○7 mm 厚（3.05 g/cm²）
　　○9 mm 厚（3.92 g/cm²）
　　○11 mm 厚（4.80 g/cm²）
　③ ルサイト（密度　1.18 g/cm³）
　　○10 mm 厚（1.18 g/cm²）
　　○15 mm 厚（1.77 g/cm²）

3. 実験方法

3.1 二次電子除去フィルタ

　二次電子除去フィルタは，日常の治療において患者のセットアップに便利な光透過性物質に重点を置き，透明含鉛ルサイト樹脂(含鉛ルサイト)，含鉛ガラス，およびルサイトを使用した．

3.2 二次電子除去フィルタの装着位置

　二次電子除去フィルタは，リニアックヘッドの下段コリメータの照射口の位置に装着した．この位置は光学十字線のあるところであり，線源フィルタ間距離は40 cmである．

3.3 深部線量曲線とX線エネルギー

　二次電子除去フィルタによるX線エネルギーの変動を検討するために，open field と種々の二次電子除去フィルタ（含鉛ルサイト　7 mm 厚（1.12 g/cm²），含鉛ガラス　5 mm 厚（2.18 g/cm²），ルサイト10 mm 厚（1.18 g/cm²））の深部線量曲線を測定した．照射野は20×20 cm², SAD は80 cm である．

　深部線量曲線は，照射ヘッド内壁から放射する二次電子線の寄与を無視できる深さ，すなわち二次電子線の最大飛程以上の深さ（校正深 5 cm）を基準として正規化した．

　測定器は **Fig. 1** の自作のシャロー形電離箱線量計[9]を使用した．電離容積は20 mmϕ×1 mm であり，入射窓は0.1 mm 厚のマイラ箔にアカダックを塗布した．下面はルサイトである．シャロー形電離箱線量計の実効中心は気体空洞の前壁とした．この線量計は極性効果が認められるので電極の極性を正負切り換えて測定し，その平均測定値を電離電流とした[8]．印加電圧は±500 V である．

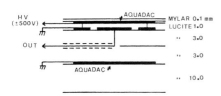

Fig. 1　Shallow type ionization chamber.

3.4　ビルドアップ領域の深部線量曲線

二次電子除去フィルタを使用したときの二次電子線の除去効果を検討するために，open field および種々の二次電子除去フィルタ（含鉛ルサイト（1.60 g/cm³），含鉛ガラス（4.36 g/cm³），ルサイト（1.18 g/cm³）のビルドアップ領域における深部線量曲線を測定した．照射野はそれぞれ10×10 cm²，20×20 cm² である．

3.5　表面線量

open field と種々の二次電子除去フィルタについて各照射野における表面線量を測定した．測定はシャロー形電離箱線量計を使用した．表面線量は，ピーク深の電離電流に対する表面の電離電流との比で表し，表面/ピーク線量比とした[8]．ここでの表面は，電離箱の入射窓である 0.1 mm 厚のマイラ箔とした．照射野は 5×5，10×10，15×15，20×20，25×25，30×30cm² である．

3.6　臨 床 例

転移性脳腫瘍に対する全脳照射の症例を open field および二次電子除去フィルタ（含鉛アクリル 7 mm 厚（1.12 g/cm²））の対策後について，皮膚反応および外耳炎の程度を比較検討した．反応の程度の評価は治療終了時の観察評価および診察結果のデータを参考にした．この 2 症例はともに51.2Gy/32Fr/6.3wの側方対向 2 門照射で照射した．

4．実 験 結 果

4.1　深部線量曲線とX線エネルギー

Fig. 2 に照射野20×20cm² における open field と種々の二次電子除去フィルタ（含鉛ルサイト 7 mm 厚（1.12 g/cm²），含鉛ガラス 5 mm 厚（2.18 g/cm²），ルサイト10 mm 厚（1.18 g/cm²））の深部線量曲線を示した．

ビルドアップ領域では，open field と各二次電子除去フィルタとの測定値に明確な差異がみられ，これらのフィルタによる二次電子線の除去効果は明らかであった．一方，校正深以上の深部領域における深部線量曲線から，

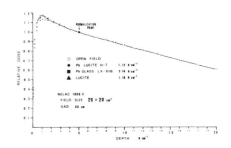

Fig. 2　Depth dose curves of a 6 MV beam for a field size of 20×20 cm² at 80 cm SAD for each filter. Each curve has been normalized at a 5 cm calibration depth.

各二次電子除去フィルタの測定値と open field の測定値は一致し，open field のX線エネルギーに対して，種々の二次電子除去フィルタの装着によるエネルギー損失は認められなかった．

4.2　ビルドアップ領域の深部線量曲線

Fig. 3（a），（b）に各二次電子除去フィルタ（含鉛ルサイト 7 mm 厚（1.12 g/cm²），含鉛ガラス 5 mm 厚（2.18 g/cm²），ルサイト10 mm 厚（1.18 g/cm²））のビルドアップ領域における深部線量曲線を示した．照射野はそれぞれ10×10 cm²，20×20 cm² である．

各フィルタを使用したときの二次電子線の除去効果を

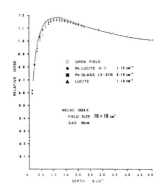

Fig. 3(a)　Build-up curves of 6 MV X-ray for a field size of 10×10 m² for each filter. Each curve has been normalized at a 5 cm calibration depth.

1988 年 5 月　　　　　　　日本放射線技術学会雑誌　　　　　　第 44 巻　第 5 号

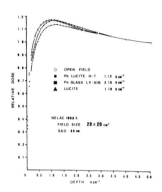

Fig. 3(b)　Build-up curves of 6 MV X-ray for a field size of 20×20 cm² for each filter. Each curve has been normalized at a 5 cm calibration depth.

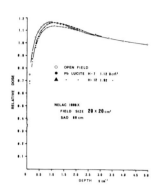

Fig. 4(a)　Build-up curves of 6 MV X-ray for a field size of 20×20 cm² for each lead lucite thickness.

表面領域（マイラ箔0.1 mm 深）で比較すると、照射野 10×10 cm² では、含鉛ルサイト 7 mm 厚が2.7%、含鉛ガラス 5 mm 厚が3.5%、ルサイト 10 mm 厚が0.5%、また照射野20×20 cm² では、同様に含鉛ルサイト 7 mm 厚が4.1%、含鉛ガラス 5 mm 厚が6.8%と open field に対して減少し、含鉛ルサイト 7 mm 厚よりも含鉛ガラス 5 mm 厚の方が有効な二次電子線の除去効果を示した。またこれらのフィルタでは、X線束中に混入する二次電子線が減少するために、ピーク深が深部領域へと移行して深部線量の改善が認められた。

照射野が20×20 cm² の場合は、ルサイトフィルタは逆に open field の状態よりも二次電子線の混入が2.0%増加した。

Fig. 4 (a)、(b)は含鉛ルサイト、含鉛ガラスの各フィルタ厚の違いによるビルドアップ領域の深部線量曲線を示した。照射野は20×20 cm² である。同様に open field に比較して、含鉛ルサイト12 mm 厚 (1.92 g/cm²)は5.4 %、含鉛ガラス 7 mm 厚 (3.05 g/cm²)が7.3%、含鉛ガラス11 mm 厚 (4.80 g/cm²)は8.5%の減少があった。この 2 種類の二次電子除去フィルタは、フィルタの厚さが増加するに従って、二次電子線の除去効果は増大した。

4.4　表 面 線 量

Fig. 5 (a)に、表面線量と照射野の関係を示した。表面線量は照射野10×10 cm² では、open field が0.212、ルサイトが0.218、含鉛ルサイトが0.197、含鉛ガラスが0.192となり、小照射野において各二次電子除去フィルタ

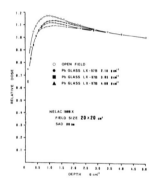

Fig. 4(b)　Build-up curves of a 6 MV X-ray for a field size of 20×20 cm² for each lead glass.

間に差異がみられず、照射野の増大に対応してルサイト、open field、含鉛ルサイト、含鉛ガラスの順に表面線量は減少した。とくに、15×15 cm² 以上の照射野では、ルサイトは open field の測定値よりも高い表面線量を示した。また、Fig. 5 (b) に各フィルタ厚の違いによる表面線量を示した。同一種類の二次電子除去フィルタの比較をすると、例えば、照射野が20×20 cm² のとき、含鉛ルサイトでは 7 mm 厚 (1.12 g/cm²)が0.301、12 mm 厚 (1.92 g/cm²)が0.300、また、含鉛ガラスでは 5 mm 厚 (2.18 g/cm²)が0.285、7 mm 厚(3.05 g/cm²)が0.285、9 mm 厚(3.92 g/cm²)が0.284、11 mm 厚 (4.80 g/cm²)が0.280

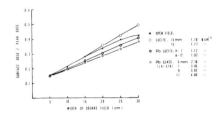

Fig. 5(a) Surface peak dose ratios for various square fields at 80 cm SAD for each filter.

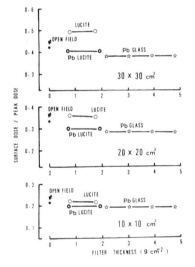

Fig. 5(b) Surface peak dose ratios for 10×10 cm², 20×20 cm², and 30×30 cm² square fields at 80 cm SAD for each filter thickness.

となり，フィルタの厚さに関係なく，表面線量には差がなかった．

4.5 臨 床 例

Photo. 1 (a)，(b) に転移性脳腫瘍に対する全脳照射時の症例を示した．(a) の症例は open field，(b) の症例は二次電子除去フィルタとして含鉛ルサイト 7 mm 厚を使用した．前者は高度の落屑を伴う皮膚反応を呈し，外耳炎を併発する場合を経験した．後者は前者と比較し

て皮膚反応が軽微であり，二次電子除去フィルタによる副作用の改善がみられた．

5. 考 察

リニアックの照射ヘッド内壁から放出する二次電子発生源は，次の 3 箇所に起因する（**Fig. 6**）.

(1) ターゲット，一次コリメータ，フラットニング・フィルタ，モニタ・チェンバ，ミラーなどの装備機構，

(2) 可変コリメータ，

(3) 二次電子除去フィルタ

Fig. 7 に高エネルギーX線の深部線量曲線例を示した．この曲線はビルドアップ領域における二次電子線の混入の程度を比較するために，二次電子線の寄与を無視できる最大飛程以上の深さ dc を基準として正規化したものである．

この図の曲線 I は一次X線のみの深部線量曲線であり，

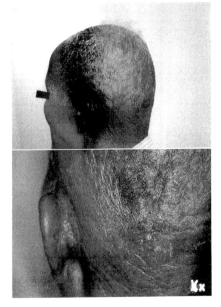

Photo. 1(a) Depilation and dry desquamation due to the absence of a filter following termination of the same treatment dose as in case B.

1988 年 5 月　　　　　　　　日本放射線技術学会雑誌　　　　　第 44 巻　第 5 号

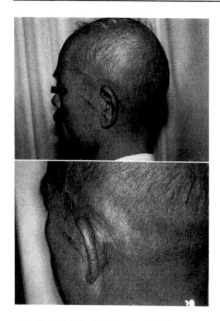

Photo. 1 (b)　Only depilation is evident due to use of the lead lucite filter.

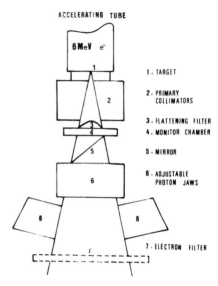

Fig. 6　Source of secondary electrons from lineac head.

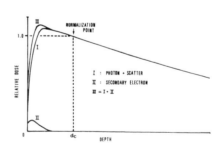

Fig. 7　Theoretical relative depth dose curve normalized at a caliblation depth dc in high energy X-ray beam.

曲線IIは照射ヘッド内壁，および二次電子除去フィルタ自体から放出する二次電子線，曲線IIIは一次X線に二次電子線が混入した深部線量曲線である．すなわち，照射ヘッドに二次電子除去フィルタを装着しない open field の状態が曲線IIIであり，二次電子線の寄与が多い．これに，二次電子除去フィルタを装着すれば，曲線IIの人体表面に有害となる二次電子線が除去されて，二次電子線の混入が減少した曲線Iが得られることになる．

　Padikal ら[5]は，実験的に磁界を用いて Clinac18 のX線と電子線の成分を分離して，とくに，可変コリメータの内壁が二次電子線の主要な発生源となることを示し，このときの二次電子線の混入の割合は照射野の関数となることを指摘した．同様に Ling ら[6]も磁石を用いて同機種のX線束のビルドアップ領域を分析して，二次電子線の寄与があると結論づけた．また，Rustgi ら[7]は，Clinac 4 のX線束のビルドアップ領域の表面の増加は，ヘッドからの二次電子線の混入によるためであるとした．

　二次電子線除去フィルタの材質としては，従来の Cu，Cd フィルタなどがあるが，これらは不透明であるために光照射野を遮ることになって，実用上不便である．そこで，日常の治療では，患者のセットアップに全く支障を来さない光透過性物質が望まれる．また，フィルタは経時的な放射線による着色，損傷，劣化などがないことが必要である．含鉛ガラスフィルタは照射により暗褐色に着色しやすい．一方，含鉛ルサイトフィルタは含鉛ガラ

スフィルタと同様に有効な二次電子線の除去効果を有し、光照射野のムラや着色の欠点も問題とならない。さらに破損しにくいために、種々の形状に加工が容易で、フィルタの材質として最適と思われる。

同一材質の二次電子除去フィルタでは、その厚さが異なっても表面線量（表面/ピーク線量比）には相対的に差はない。しかし、ビルドアップ領域では、フィルタ厚の増大に伴って、二次電子線の混入は減少する。

二次電子除去フィルタの照射ヘッド内の最適な取り付け位置は、機構上の制限を受ける。Lingらは、Clinac 35において、最も表面線量が減少する二次電子除去フィルタ（材質鉛箔）の最適な挿入位置を①上段可変コリメータの直上、②上・下段可変コリメータの中間部、③下段可変コリメータの直下の3箇所について検討を行い、②・③のフィルタ挿入位置が最適であることを報告[6]した。本実験に使用したリニアックでは、照射ヘッド内部で種々の装備機構が密接しているために、内部にフィルタを挿入する余裕がなく、下段可変コリメータの直下の照射口に装着した。

二次電子除去フィルタを使用した場合、二次電子線の寄与を受けない深さ（5cm）を基準として正規化した深部線量曲線が示すように、フィルタを装着しないopen fieldと比較してX線エネルギーの低下はみられない。さらに、含鉛ルサイトおよび含鉛ガラスの各二次電子除去フィルタは、線束中に混入する二次電子線の除去効果が大きく、ピーク深が深部領域へ移行することによって相対的に深部線量が改善される。

二次電子除去フィルタの除去効果は、フィルタの密度、厚さ、原子番号などに関係があり、照射野が小さくなるほど二次電子線の混入が減少するために、見かけ上の効果が小さく、大きい照射野ほど二次電子線の除去効果は大きくなる。しかし、ルサイトフィルタを使用すれば、逆に二次電子線の混入が増加し、とくに大きな照射野において有効な二次電子線の除去効果は期待できない。

放射線治療において、一次X線束中に混入する二次電子線は、皮膚表面や表在器官に対して問題となり、とくに線束が複雑な入射形式をとる頭頸部領域は注意を要する。例えば眼球は原疾患治療の照射域と境界辺縁を隣接する場合が多く、Nilssonらは、眼球について照射野外の散乱電子線からの寄与が基準吸収線量の10%以上あることを報告[10]しており、このことからも二次電子除去フィルタの有用性が指摘できる。

われわれは、以上より、含鉛ルサイトフィルタの有用性を指摘し、照射ヘッド内壁からの二次電子線の混入を除去して患者の皮膚反応を軽減するために、日常の治療にこの含鉛ルサイトフィルタ7mm厚を使用している。ここでは、臨床的な評価を行うために、過去の対策以前の全脳照射の臨床例と比較した。

当院では、症例に応じて45Gy/15Fr/3w〜61.2Gy/34Fr/7wの種々の時間的線量配分で照射している。皮膚反応は、個体差および治療条件などによっても異なるために、反応の程度を具体的な数値によって定量的に分析することは、非常に難しい。われわれは、対策以前のopen fieldよる17例と含鉛ルサイトフィルタ装着後の現在（1987，1，31）までの53例の個々の症例を比較し、臨床的に観察評価した結果、両者の間には皮膚反応（落屑、紅斑、掻痒、疼痛、色素沈着など）や外耳炎の頻度に有意な差がみられ、含鉛ルサイトフィルタによる二次電子除去効果の有用性を明確に示すことができた。

今後、医用加速器において人体表面に有害となる二次電子線の混入が問題となる装置に対して、二次電子除去フィルタの適用を考慮すべきである。

6. 結　論

1. 二次電子除去フィルタの材質は、含鉛ルサイトが最適であった。

2. 二次電子除去フィルタを使用することによって、線束中に混入する二次電子線を減少することができた。

3. 二次電子除去フィルタは、表面線量（表面/ピーク線量比）を減少させ、ビルドアップ領域の深部線量曲線を改善できた。

4. 二次電子除去フィルタの臨床応用に対して、患者の高度の皮膚反応および外耳炎が非常に軽減できた。

5. 今後、二次電子線の混入が問題となる医用加速器に対する二次電子除去フィルタの適用を考慮する必要がある。

（稿を終わるにあたり、ご協力いただきました秦一雄先生および治療部スタッフに感謝します。また、本研究の要旨は、昭和59年10月の第35回日放技学会九州部会で報告した。）

文　献

1) F H Attix, et al. : Electron contamination in ^{60}Co gamma-ray beams. Med. Phys., **10**(3), 301-306, (1983).

2) D Huang, S Williams, E Chaney : Evaluation of lead acrylic as a filter for contaminant electrons in megavoltage photon beams. Med. Phys., **10**(1),

第8章
研究論文の書き方

93-95, (1983).

3) Faiz M Khan : Use of electron filter to reduce skin dose in cobalt Teletherapy. Am. J. Roentgenol., **111**, 180-181, (1971).

4) 吉浦隆雄, 寺田邦広, 小川正人 : Telecobalt60 治療装置における光透過性二次電子フィルタの検討, 日放技学抄録集, 224, (1984).

5) Thomas N Padical, James A Deye : Electron contamination of a high-energy X-ray beam. Phys. Med. Biol., **23**(6), 1086-1092, (1978).

6) C Clifton Ling, Peter J Biggs : Improving the build-up and depth-dose characteristics of high

Med. Phys., **6**(4), 296-301, (1979).

7) Surendra N Rustgi., et al. : Contaminant electrons in the build-up region of a 4 MV photon beam. Phys. Med. Biol., **28**(6), 659-665, (1983).

8) 尾内能夫, 入船寅二, 都丸禎三, 他 : Telecobalt および Linac X 線装置による表面線量と表面近傍の線量計算式, 日医放誌, **32**(9), 735-743, (1972).

9) 熊谷孝三, 他 : コリメータの形状変化による電子線の線量分布, 医療, **35**(6), 553-559, (1981).

10) BO Nilsson, Anders Brahme : Absorbed Dose from Secondary in High Energy Photon Beams. Phys. Med. Biol., **24**(5), 901-912, (1979).

(2) 英語論文

論文は、研究の報告書であり、再現性が重要である。英語論文は難しい英語表現を必要としないが、造語で書いた英文は通じない。一文を短くし、何を書いているかを理解できる英語の書き方を目指す必要がある。

英語論文の書き方は次のとおりである[10]。

　　　　①論理の構造が明瞭であること

　　　　②目的と結論が一致していること。

　　　　③新規性があることを明確にすること。

　　　　④冗長な表現でないこと。

　　　　⑤文章は論理的に展開すること。

　　　　⑥短くて簡潔な文章であること。

　　　　⑦ Introduction と Discussion、あるいは Results と Discussion で同じ内容を繰り返さないこと。

　　　　⑧最初からすべて英語で書くこと。日本語で書いて英語に翻訳しない。

　　　　⑨全体の構成を考えたら、Figure や Table をまず考えること。

Abstract（要旨）は、語数が制限以内か、研究目的を明らかにしているか、主動詞は意味が明確であるか、また、動詞は主語の単数・複数に対応しているか、時制は正しいかなどに注意しなければならない。Introduction は、背景情報を提供し、研究を進める意義や必要性を述べ、Discussion は、先行研究の知見や関連性と比較しつつ、得られた成果の意味や意義を論じ、さらなる方向性や応用の可能性などを述べていくようにする。Results は、新たに得られた知見を明確に示し、Discussion は、得られ

た結果の意味、結果の原因の考察、および結果のさらなる応用などを示し、研究成果の要約でないことが重要である。「But」は「However、while、although」、「So」は「Therefore、Thus」とする。また、「We」または「I」を主語にする場合には多用しないようにするのがよい。同じ単語も繰り返さないようにする。絶対行っていけないことは「他者の論文を剽窃してはいけない」ことである。剽窃とは、「詩歌、文章などの文句または説を盗み取って自分のものとして発表すること」である[11]。

実際、英語論文を記述する順番は次のとおりにする[11]。

①Figure を最初に書き始めること（Figure の原本は保管すること、加工しない、同じ写真を用いない）。

②次に、Results を書き始めること。

③Results に行き詰まった場合には、Methods、Figure Legends を書くこと。

④全体のストーリーが決定したら、Introduction を書いていくこと。

⑤次に、Discussion を書くこと。

⑥最後に、Abstract と Title を書くこと。

通常、論文は、Title（表題）、Abstract（要約）、Introduction（緒言）、Materials and Metods（実験器具および方法）、Results（結果）、Discussion（考察）、Acknowlegdment（謝辞）、Reference （参考文献）の順で定型化されている。

下記の論文は、ノーベル整理学・医学賞の受賞者ゴッドフリー・ハウンズフィールドの「Computerized transverse axial（tomography）：Part 1. Description of system（コンピュータ撮影、第 1 報 システムの説明）の Britishu Journal of Radiologyn に掲載された研究報告である。約 45 年前の 1973 年に掲載されたものである[12]。本論文は、Abstract、Method、Discussion、Acknowledgements、References で記述されており、Introduction や Results の大見出しはない。また、Introduction は、Abstract に続き、一行をあけて書き始めているようである。方法では、原理を文と図でわかりやすく示し、回転スキュアの説明では、自分自身の脳の撮影画像とコンピュータを示している、Accuracy of Picture Readings では脳の人体構造の評価し、検討では、X 線吸収係数やウィンドウ幅について明らかにしている。被ばく線量の問題も取り上げている。Results は大見出しで示されていない。本文は、現在の論文記述の定型化に準拠しておらず、単純な研究論文であるが、内容の重要性は明確に示唆されている。今では、CT は時代とともに進化をとげ、医学等になくてならぬものとなっており、その研究の端緒が本論文で明らかにされている貴重な論文である。

1973, *British Journal of Radiology*, 46, 1016–1022

Computerized transverse axial scanning (tomography): Part I. Description of system

G. N. Hounsfield

Central Research Laboratories of EMI Limited, Hayes, Middlesex

(*Received February, 1973 and in revised form July, 1973*)

ABSTRACT

This article describes a technique in which X-ray transmission readings are taken through the head at a multitude of angles: from these data, absorption values of the material contained within the head are calculated on a computer and presented as a series of pictures of slices of the cranium. The system is approximately 100 times more sensitive than conventional X-ray systems to such an extent that variations in soft tissues of nearly similar density can be displayed.

For many years past, X-ray techniques have been developed along the same lines, namely the recording on photographic film of the shadow of the object to be viewed. Recently, it has been realized that this is not the most efficient method of utilizing all the information that can be obtained from the X-ray beam. Oldendorf (1961) carried out experiments based on principles similar to those described here, but it was not then fully realized that very high efficiencies could be achieved and so, picture reconstruction techniques were not fully developed.

As the exposure of the patient to X rays must be restricted, there is an upper limit to the number of photons that may be passed through the body during the examination, and so to the amount of information that can be obtained. It is, therefore, of great importance that the method of examination ensures that all the information obtained is fully utilized and interpreted with maximum efficiency.

In the conventional film technique a large proportion of the available information is lost in attempting to portray all the information from a three-dimensional body on a two-dimensional photographic plate, the image superimposing all objects from front to rear. In order that any one internal structure may be seen, it must clearly stand out against the variations of the materials in front and behind it.

The technique to be described divides the head into a series of slices, each being irradiated via its edges; the radiation is confined to the slice and for this reason, unlike conventional X-ray techniques, the information derived from any object within the slice is unaffected by variations in the material on either side of the slice. Data are processed and displayed by digital computer methods.

A report on this work was presented at the April 1972 Annual Congress of the British Institute of Radiology (Ambrose and Hounsfield, 1973). A short account has also appeared in the *New Scientist* (*Technology Review*), 1972.

PRINCIPLES OF THE METHOD

The aim of the system is to produce a series of images by a tomographic method as illustrated in Fig. 1. Each image shown at the bottom of the figure is derived from a particular slice.

In the actual equipment, the patient is scanned by a narrow beam of X rays. The X-ray tube, detectors, and collimators are fixed to a common frame, as shown in Fig. 2, those rays which pass through the head being detected by two collimated sensing devices (scintillation detectors) which always point towards the X-ray source. Both X-ray source and detectors scan across the patient's head linearly taking 160 readings of transmissions through the head as shown in scan 1 on the scanning sequence diagram (Fig. 3). At the end of the scan the scanning system is rotated 1 deg. and the process is repeated, as shown in scans 2 and 3. This continues for 180 deg. when 28,800 (180×160) readings of transmission will have been taken by each detector. These are stored in a disc file for processing by a mini computer. A picture is reconstructed from the data by the following method:

A separate detector measures the intensity of the X-ray source and the readings taken from this can be used to calculate absorption by the material along the X-ray beam path, where

$$\text{Absorption} = \log \frac{\text{Intensity of X rays at source}}{\text{Intensity of X rays at detector}}$$

If the body is divided into a series of small cubes each having a calculable value of absorption, then the sum of the absorption values of the cubes which are contained within the X-ray beam will equal the total absorption of the beam path. Each beam path, therefore, forms one of a series of 28,800 simultaneous equations, in which there are 6,400 variables and, providing that there are more equations than variables, then the values of each cube in the slice can be solved. In short there must be more X-ray readings than picture points.

Computerized transverse axial scanning (tomography): Part I. Description of system

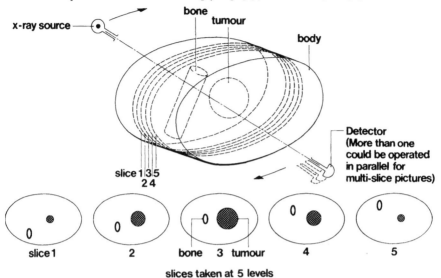

slices taken at 5 levels

FIG. 1.
Computerized transverse axial techniques on a body containing bone and tumour.

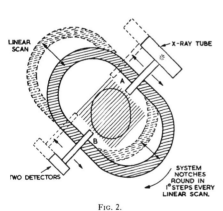

FIG. 2.
Motion of scanning frame and detectors for producing two continuous slices.

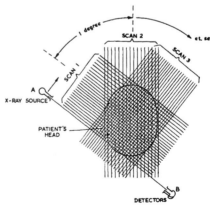

FIG. 3.
Simplified illustration of the scanning sequence.

VOL. 46, No. 552

G. N. Hounsfield

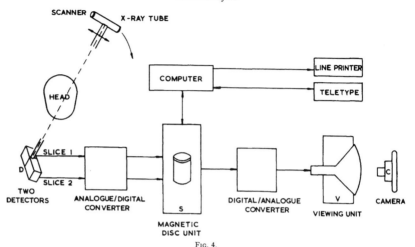

FIG. 4.

Block diagram illustrating how the readings from the two detectors are digitized, stored in a disc unit, processed in the computer and printed out on a line printer. They are also stored in the disc unit as fully processed pictures to be viewed on the viewing unit.

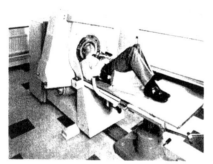

FIG. 5.
Illustration of the patient in position.

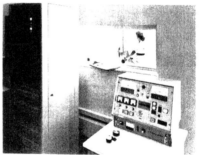

FIG. 6.
X-ray control console.

The picture is built up in the form of an 80×80 matrix of picture points to each of which a numerical value is ascribed. Each of these points indicates the value of the absorption coefficient of the corresponding volume of material in the slice. After appropriate scaling, as explained later in the text, the absolute values of absorption coefficient of various tissues are calculated to an accuracy of $\frac{1}{2}$ per cent. These values are printed out on a line printer or viewed on a cathode ray-tube (Fig. 4).

THE SCANNER UNIT

Figure 5 shows part of the system in use at the Atkinson Morley's Hospital, Wimbledon. The patient's head is placed within a rubber cap in a circular orifice around which the X-ray source and detectors rotate.

The rubber cap forms the front face of a box containing water, and when this is pumped out the rubber cap expands and the patient's head is inserted at the correct angle. The water is then caused to flow back allowing the cap to collapse on the patient's head. Since the sides of the box are parallel, and the air around the head has been replaced by water which is of similar absorption to the head, the variations of transmission through the box during the scan will be considerably less than if the head were to be scanned in air. This reduces the range

of the readings from the machine and so eases the calculations required to be made by the computer, thereby increasing the accuracy of the machine.

The control console for the X-ray tube and the patient scan "start" and "stop" mechanism is shown in Fig. 6, and the computer console in Fig. 7. Readings from the scanning unit for one cut are stored on a removable disc pack and processed (five minutes per picture) during the scanning of the following cut. The processor is time shared with the scanner unit, its speed being such that it is able to keep pace with the flow of patients through the scanner unit. This assumes an average of 35 minutes per patient and six pictures are taken during this period. The removable disc pack can store more than 60 pictures any of which can be selected and viewed on the viewing unit (Fig. 8).

ACCURACY OF PICTURE READINGS

Laboratory measurements (for a tube operated at 120 kV) of water and various body fluids and tissues are shown on the chart (Fig. 9). It can be seen that fat has an absorption coefficient 10 per cent less than water and tissue, on average, a value approximately 3 per cent greater than that of water. Variation of tissue absorption found in the head including the ventricles covers a 4 per cent range. The picture brightness and contrast can be adjusted so that this 4 per cent range, or "window", covers full black to peak white, illustrated in Fig. 9 as "Tone Range". As the absorption coefficient in this range can be measured to an accuracy better than 0·5 per cent, this means that at least eight different levels can be detected within the "window". The height of the "window" can also be adjusted to the level of any

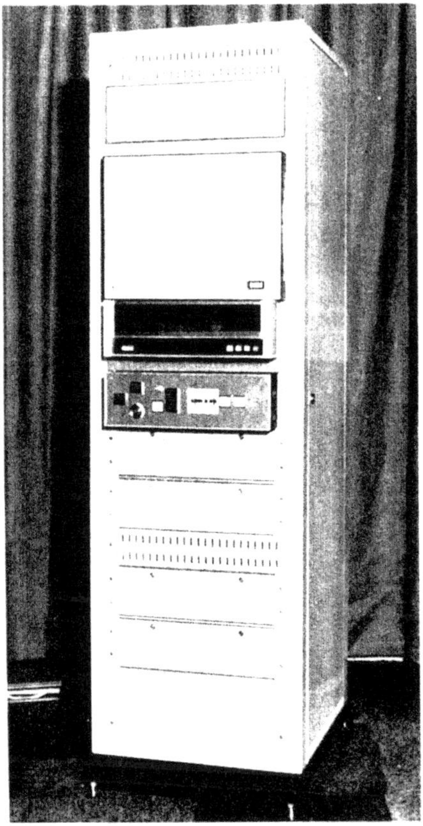

第8章

研究論文の書き方

FIG. 7.
Computer console for processing and storing the pictures.

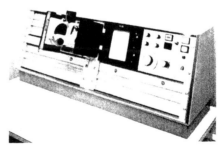

FIG. 8.
Viewing unit and camera.

VOL. 46, No. 552

G. N. Hounsfield

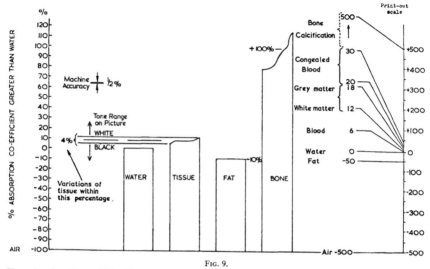

FIG. 9.

Illustration of machine sensitivity. The scale on the right is an arbitrary scale used on the print-out and is related to water = 0, air = 500 units. It can be seen that most materials to be detected fall within 20 units above zero and can be covered by the adjustable 4 per cent "window".

material which is to be viewed. A more convenient scale used on the print-outs (of absorption values) is given on the right where air is shown as -500, water as 0, and bone as approximately $+500$; this scale is used on the machine.

The pictures shown in Fig. 10 illustrate in practice how the picture changes, similar to a television "contrast" control, when the "window level" control is raised from $-20\%(-100$ units) to $+70\%$ ($+350$ units).

As this scale uses water as a reference (*i.e.* water $=0$), to obtain the absorption coefficient of any material for the 120 kV X-ray beam, 500 must be added to the readings and multiplied by a factor of $0.19/500$, the absorption coefficient of water for this beam being 0.19 cm^{-1}.

DETERMINATION OF ATOMIC NUMBER OF MATERIAL

It is possible to use the machine for determining approximately the atomic number of the material within the slice. Two pictures are taken of the same slice, one at 100 kV and the other at 140 kV. If the scale of one picture is adjusted so that the values of normal tissue are the same on both pictures, then the picture containing material with a high atomic number will have higher values at the corresponding place on the 100 kV picture. One picture can then be subtracted from the other by the computer so that areas containing high atomic numbers can be enhanced. (In practice a contrast medium, sodium iothalamate containing 420 mg of atomic iodine per millilitre (Conray 420) can be readily detected at a concentration of one part in 1,000 by the machine.) For example, tests carried out to date have shown that iodine ($Z=53$) can be readily distinguished from calcium ($Z=20$). The scope of this technique is under further investigation at present.

RADIATION DOSE

The skin area irradiated is confined to a narrow band around the edge of each slice and provided the slices do not overlap the skin dose will not increase with the number of slices taken (although the area irradiated will increase). The exposure at the patient's skin is 1·9 R for an examination which provides six tomographic slices covering the whole of the head. This exposure is approximately equivalent to a conventional skull X-ray examination. Two pic-

Computerized transverse axial scanning (tomography): Part I. Description of system

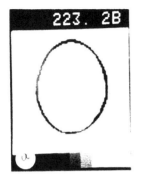
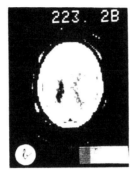
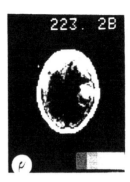

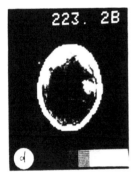
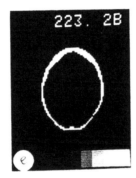

FIG. 10.
Illustration of "window level" adjustment.
(a) (Window level setting—100 units.) The black ring represents the patient's hair and the air trapped in it.
(b) (Setting 0) shows water in the ventricles.
(c) (Setting +15 units) shows tumour and haemorrhage.
(d) (Setting +20 units) shows details in the haemorrhage.
(e) (Setting +350 units) the white ring represents the bone of the skull.

tures side by side are taken at the same time during each scan of the patient.

DISCUSSION

It is evidently of interest to consider how far the sensitivity of this procedure exceeds that available with established techniques. The material presented in Fig. 9 gives some indication of the detectability of particular tissues; further analysis of the data presented suggests that the system may have a sensitivity two orders of magnitude greater than conventional methods in detecting soft tissue abnormalities.

It is possible that this technique may open up a new chapter in X-ray diagnosis. Previously, various tissues could only be distinguished from one another if they differed appreciably in density. In this procedure absolute values of the absorption coefficient of the tissues are obtained. The increased sensitivity of computerized X-ray section scanning thus enables tissues of similar density to be separated and a picture of the soft tissue structure within the cranium to be built up.

ACKNOWLEDGMENTS
The author wishes to thank the Directors of EMI Ltd., for permission to publish this article.

第8章 研究論文の書き方

111

Vol. 46, No. 552

G. N. Hounsfield

The author also wishes to thank the research team at EMI, particularly Mr. P G. Langstone, Mr. S. R. Bates, Mr. R. S. Starkey and Mr. J. D. Coppen and the staff of the Central Research Laboratories Workshop.

REFERENCES

AMBROSE, J., and HOUNSFIELD, G., 1973. Computerized transverse axial tomography. *British Journal of Radiology. 46*, 148 (abstract).

OLDENDORF, W. H., 1961. Isolated flying spot detection of radiodensity discontinuities—displaying the internal structural patter of a complex object. *I.R.E. Transactions on Bio-medical Electronics, 8*, 68–72.

TECHNOLOGY REVIEW, 1972. X-ray diagnosis peers inside the brain. *New Scientist, 54*, 207.

参考資料

1. 常用漢字表

　常用漢字表は、法令、公用文書、新聞、雑誌、放送など一般の社会生活において、現代の国語を書き表す場合の漢字使用の目安を表すものである。この表は、科学、技術、芸術その他の各種専門分野や個人の標記まで及ぼすものではない。ただし、専門分野の語であっても、一般の社会生活と密接に関連する標記については、これを参考にすることが望ましい。また、この表は、都道府県名に用いる漢字およびそれに準じる漢字を除き、固有名詞を対象とするものではない[3]。

　文章表記の原則は次のとおりである。

　　①文章表記は、新聞記事の表記に原則として従う。

　　②常用漢字、現代仮名遣いによる漢字、平仮名交じり文主体とする。

　　③わかりやすい口語体で表記する。しかしながら、医学の専門用語は原文に
　　　従う。

　　④必要に応じて片仮名やローマ字を用いる。

2. 診療放射線で用いる代表的なキーワード

　キーワードは、診療放射線に関するレポートを記述する場合に用いる。レポートには、必要な用語を選択して正確に用いるのがよい。ただし、これらの用語の意味を理解している必要がある。

　キーワードを代表的な診療放射線分野の項目別に記載する[13]。

1. 医療安全

《医療事故防止》

　アクシデント、アサーション（自己表現法）、安全、安全性、意識レベル、意識レベルと信頼性、意識レベルの段階分け、医療安全、インシデント、カルテ開示、危険管理、危険予知トレーニング、結果回避、結果予見、個人情報保護法、作業手順書、自己表現、事故防止、診療契約、ヒヤリ・ハット、ヒューマンエラー、フェールセーフ、プライバシー、ヘルシンキ宣言、指差し呼称、磁性体埋め込み、リスクマネジメント、Patient safety

《造影剤》

　血管外漏出、声かけ、呼吸困難、喘鳴、バイタルサイン、説明と同意、造影剤、造

影剤アレルギー、造影剤使用上の危険因子、造影剤の副作用、造影剤予備テスト、注意義務、添付文書の遵守義務、非イオン性造影剤、アナフィラキシーショック、ショック

《感染》

エイズ、MRSA、O-157 腸炎、感染症

《放射線被ばく》

放射線被ばく

《MR 検査》

磁性体埋め込み、物品飛来

2. 撮像・処理

《撮像》

アナログ、イラジエーション、ガス電離検出、片面乳剤フィルム、間接変換方式、フラットパネルディテクタ、感熱記録法、含有X線、輝尽性蛍光体、吸収物質、腫瘍陰影、銀塩イメージング材料、クロスオーバー効果、検出器、光電陰極、光電効果、光電子増倍管、光導電形撮像管、固有フィルター、固有濾過、脂肪組織、障害陰影、焦点化、衝突損失、信号強度、信号対雑音比、信号読み取り、シンセサイザ、シンチレーション検出器、減弱曲線、セカンドハーモニックイメージ、赤外線、セラミック圧電素子、線減弱係数、増感紙、増感紙—フィルム系、速度表示、阻止X線、阻止能比、体動、縦緩和、縦磁化、長方形FOV、長方形撮像視野、長方形ピクセル、直進性、直接電離性放射線、チューニング、テスラ、データ収集機構、電子対生成、電磁波、電磁放射線、電子密度、電磁誘導、電波、テンプレートマッチング、電離、電離放射線、ドライレーザーイメージャ、二次元ディジタル画像、乳剤フィルム、熱線、熱転写方式、濃度勾配、濃度値ヒストグラム、濃度分解能、肺野テクスチャー、ハウレットチャート、ハンスフィールド値、白色X線、白色雑音、発熱作用、ハーフエコー、ハーフスキャン、ハレーション、パワーアンプ、パワードプラ法、パワー表示、非荷電粒子線、非銀塩イメージング材料、ピクセルサイズ、比電離、非電離放射線、標本化、ファンビーム、フィルタ補正、フィルムベース、フェリセルツ、フォトダイオート、付加フィルター、付加濾過、腹水量の計測、複素数データ、フュージョン、フラクショナルエコー、フラットパネルディテクタ、フーリエ変換（法）、振り角、フリップ角、フールプルーフ、放射損失、マンモグラフィCAD、コンピュータ支援診断、ミサイル効果、水分子、密度、誘導起電力、歪み、励起、連続X線、ワーピング、α線、β線、γ線、X線、X線画像のディジタル化、X線管焦点、X線吸収量、X線減弱係数、X線量子ノイズ、結節状陰影

《処理》

圧縮処理、医用画像処理、医用画像処理、インクジェットプリント方式、ウインドウイング処理、ウインドウ幅、ウインドウレベル、ウェーヴレット変換、階調処理、可視光線、画質改善、画像解析、画像コントラスト、画像再構成（法）、画像再構成理論、仮想内視鏡、逆フィルタ処理、空間周波数領域、空間分解能、グラディエントオペレータ、空間フィルタ処理、経時サブトラクション、減弱係数、交差緩和、コントラスト、コントラスト改善度、コントラスト分解、サブトラクション法、差分像処理、三次元ディジタル画、紫外線、時間分解能、実空間領域、実効エネルギー、実効原子番号、質量減弱係数、質量阻止能、重畳積分法、周波数処理、周波数領域、自由誘導減衰、対数変換処理、畳み込み積分、重畳積分法、投影切断面定理、投影データ、等方ボクセル、ドライ処理方式（銀塩イメージング材料の）、二次元フーリエスペクトル、二次元フーリエ変換法、ハーフフーリエ法、ヒストグラム、非鮮鋭マスク処理、フィルタ補正逆投影法、分解能、分光増感、変換処理、平板状粒子、補間計算、補間再構成法、180°補間再構成法、360°補間再構成法、マグネット、マッチング、マルチ周波数処理、溶融接着剥離現像方式、ヨード、ラジオ波領域電磁波、力学的作用、リフォーカシングパルス、流速、量子化、量子化誤差、量子ノイズ、両面乳剤フィルム、臨界エネルギー

《アーチファクト》

アーチファクト、折り返しアーチファクト、疑似輪郭、放射状アーチファクト、リングアーチファクト

《英文》

acoustic characteristic impedance、additional filter、A/D 変換、artifact、beam hardening、attenuation coefficient、attenuation curve、^{13}C、CaWo$_4$、CCD、Collision loss、Color Doppler imaging（CDI）、Critical energy、Curved MPR、DAS（data acquisition system）、dB/dt、deterministic effect、DR 圧縮処理、dynamic range、echo-planar imaging（EPI）、EDR、EDR 処理、effective energy、energy transfer coefficient、EP1、exposure、false contour、FFT（fast Fourier transformation）分析、FID、forearm、FROC 曲線、Gd$_2$O$_2$S：Tb、gray level histogram、^{1}H、^{1}H の密度、half-value layer、indirectly ionizing radiation、inherent filter、k 空間、K$_\alpha$線、K$_\beta$線、L 値、Larmor's precession、LX 線、magnetic momentum、mass stopping power、MFP、MR 信号、multi-objective frequency prosessing、Processing（MFP）、multiplanar reconstruction（MPR）、multiplanar reformat、multiple threshold display 法、^{23}Na、NMR、nonionizing radiation、^{31}P、pixel size、power doppler imaging（PDD）、radiation loss、Ramachandran フィルタ、ray sum、rendering、rotate-fixed（R-F）方式、rotate-rotate（R-R）方式、S 値、Shaded surface display 法、S/N 比、Specific absorption rate（SAR）、Specific ionization、Specific sound velocity、SPECT、Spectrum、Spin quantum number、Spin-lattice relaxation time、Spin-spin relaxation time、SPIO、Stochastic effect、Stopping power、Super-paramagnetic iron oxide（SPIO）製剤、Surface rendering（SR）、THI（tissue harmonic Imaging）、translate-rotate（T-R）方式、volume rendering（VR）、Voxel、Z_{eff}、Zolinger-Ellison 症候群、Zonography

3. X 線撮影

《撮影法》

圧迫法、アントンセン法、ウォーターズ法、黄斑部撮影、概観撮影法、開口位撮影、拡大撮影、胸部ポータブル撮影、グースマン法、肩甲骨軸位方向撮影、患者移動法、咬翼法、股関節撮影、股関節軸位、骨盤計測法、コールドウェル法、歳差運動、砕石位、最大背底屈位、軸撮影、斜位撮影、充満時撮影、充満法、手根管撮影、シューラー法、正面撮影、頭蓋単純撮影、ステンバース法、ストレス撮影、スポット撮影、断層撮影、ドイツ水平線、特殊（細部）撮影法、二等分法、乳房 X 線検査、乳房圧迫、乳房撮影、側面撮影、先天性内反足計測法、前腕骨前後方向撮影、前腕骨側面撮影、側彎度計測法、半軸撮影、肘関節正面撮影、肘関節側面撮影、病室撮影、腹臥位撮影、ポータブル撮影、マルチウス法、偏心撮影、四大撮影法、ラウエンシュタイン法、立位撮影、立位正面荷重位撮影、MLO 撮影、OM ライン、局所動脈注入法

《撮影装置・器具》

圧迫筒、アンダーチューブ型 X 線装置、イメージインテンシファイア、イメージャー、イメージングプレート、エネルギーサブトラクション処理、オーバーチューブ型 X 線装置、オーバーテーブル型 X 線装置、グリッド、充盈法、多軌道型断層装置、乳幼児専用胸部撮影台

《写真・物理特性》

エネルギー吸収係数、円軌道、遠赤外、干渉性散乱、環椎歯突起間距離、管電圧、管電流、感度、胸部単純写真、グリッド比、現像、現像過程、コンピュータ支援断、撮影管電圧、撮影技術、撮影時間、撮影条件、実効稼働負荷、自動線量率制御モード、自動調節機能、自動感度調整機、シャーカステン、写真コントラスト、写真フィルム、集束距離、周波数フィルタ、使用距離限界、柔軟性、術者の被ばく防護、断層域、断層厚、中間物質、直線軌道、低エネルギー X 線、定着、定着過程、直接

変換方式、フラットパネルディテクタの撮像、特性X線、被写体コントラスト、被ばく線量、平均乳腺線量、平行法、ベリリウム防護衣、螺旋軌道、ロジウム、露出倍数、濃度情報、X線検査、X線検査室、X線撮影室、X線室の構造、X線写真画像の画質、X線ターゲット、X線フィルム、CC撮影、CCD装置、KX線

《人体構造》

計測線、距踵骨角度、骨盤腔横径、骨盤腔前後径、腎機能、胎児期、椎間孔の拡大、椎間孔の狭小化、側彎、側彎症、顎関節、足関節、下眼窩裂、肩、下腿骨、肩関節、冠状縫合、回盲弁、下顎骨、顎関節、下行結腸、化骨、下肢、下肢骨肉腫、下肢静脈、ガス壊疽、下腿部、下部直腸、眼窩、寛骨、環軸関節、冠状動脈、環椎、肝動脈、冠動脈狭窄、顔面外傷、顔面骨、胸椎、胸部、気管後腔、気管支動脈、癌臍、脛骨、脛舟靭帯、脛踵靱帯、頸静脈孔、頸椎、頸椎脊柱管前後、径月状骨、肩鎖関節、剣状突起、股関節、骨組織、骨盤、骨盤腔、骨盤動脈、鎖肛、鎖骨、坐骨、鎖骨下動脈、三角骨、残胃、産科真結合線、軸椎、篩孔、指骨、趾骨、四肢、矢状縫合、視神経管、視神経孔、膝蓋骨、篩骨蜂巣、歯突起、骨、尺骨・月状・三角靱帯、尺骨骨折、尺骨神経溝、頬骨、頬骨弓、胸骨体、胸骨柄、胸鎖関節、胸鎖乳突筋、外頸動脈、舟状骨、十二指腸、手関節、上顎洞、踵骨、小腸、上腸間膜動脈、小児の脳、上腕骨、ショパール関節、上眼窩裂、腎動脈、頭蓋嵩、頭蓋底、上大静脈、正円孔、脊椎、舌下神経管、仙骨、仙腸関節、前頭洞、前腕骨、大腿骨、唾石、総腸骨動脈、側臥位正面撮影、足関節、足指骨、側頭骨、恥骨、肘関節、椀骨・月状・三角靱帯、桃骨・月状靱帯、蝶形骨洞、腸骨、大動脈、トルコ鞍、内胸動脈、内頸動脈、内耳孔、椎間円板、軟組織、乳腺、乳突蜂巣、乳房、肺紋理、鼻骨、尾骨、膝関節、肘関節、腹腔動脈、副鼻腔、閉鎖孔、肩平足、ボタン穴変形、門脈、有頭骨、腰椎、ラムダ縫合、卵円孔、隆椎、鱗状縫合、ルシュカ関節、肋骨、二分脊椎、異常骨化

《所見》

潰瘍性大腸炎、虚血性心疾、顎関節疾患、肩関節無腐性壊死、滑膜（骨）軟骨腫症、キーンベック病、クローン病、所見、変形性肩関節症、変形性股関節症、変形性脊椎症、変形性膝関節症、変形性肘関節症、癒合椎、輪精管の石灰化、亜脱臼、急性心筋梗塞、強剛母趾、胸水、強直性脊椎炎、虚血性大腸炎、胸部大動脈瘤、烏口肩峰靱、烏口鎖骨靱帯、烏口突起、液窩リンパ節、嘔吐反射、オスグット・シュラッター病、顎関節疾患、化膿性肩関節炎、果部骨折、カリエス、カルシウム結石、肝疾患、感染性大腸炎、冠動脈攣縮、気胸、奇形、胸膜癒着・肥厚、鏡像、極小未熟児、緊張性気胸、憩室炎、結核性肩関節炎、月状骨周囲脱臼、月状骨掌側脱臼、結腸閉塞、結腸膨起、ケーラー病、股関節炎、股関節脱臼、股関節脱臼骨折、骨化、骨核、

骨棘形成、骨形成性転移、骨硬化、骨折、骨粗鬆症、コットン骨折、骨破壊、骨盤外傷、骨変形、骨融解性転移、骨癒合、コーレス骨折、コーンカット、臍帯ヘルニア、鎖骨下動脈狭窄症、鎖骨下動脈盗血症候群、鎖骨下動脈閉塞症、三尖弁閉鎖症、三尖弁閉鎖不全症、児頭骨盤不均衡、軸捻転、指骨骨折、シスチン結石、膝蓋骨脱臼・亜脱臼、膝蓋大腿関節症、膝蓋軟骨軟化症、膝窩嚢腫、縦隔腫瘍、舟状骨骨折、十二指腸狭窄症、重複子宮、重複腎盂尿管、手根不安定症、出血、腫瘍性疾患、腫瘤、上顎洞炎、踵骨骨折、静脈石、上腕骨外顆骨折、上腕骨顆上骨折、上腕骨内側上顆骨折、外転骨折、外反（X脚）、外反膝、外反肩平足、外反母趾、心・大血管の奇形、靱帯骨化（石灰化）、靱帯損傷、塵肺、心房中隔欠損症、セーヴァー病、脊柱側彎症、脊椎カリエス、脊椎椎体圧迫骨折、脊椎のすべり、石灰化、石灰沈着、先天性奇形、先天性股関節脱臼、先天性垂直距骨、先天性内転足、先天性内反足、第一ケーラー病、胎児性癌、大腿骨頸部骨折、大腿骨頭すべり症、唾石症、脱臼、中手骨骨折、肘頭骨折、腸管閉塞、椎弓切除術、槌指（つちゆび）、橈骨遠位骨折、橈骨頸部骨折、橈骨骨折、橈骨頭脱臼、動揺性肩関節、内転骨折、内反（O脚）、内反膝、乳管内乳頭腫、捻挫、嚢胞、肺炎、肺結核、肺腫瘍、肺水腫、背側脱臼破裂孔、反復性肩関節脱臼、膝関節タナ障害、膝関節突発性骨壊死、膝十字靱帯損傷、膝側副靱帯損傷、肥大性骨関節症、皮膚肥厚、ベネット骨折、ペルテス病、無気肺、メコニウムイレウス、モンテジア骨折、有痛性分裂膝蓋骨、ラーセン・ヨハンソン病、リウマチ肩、リスフラン関節、離断性骨軟骨炎、漏斗胸、肋軟骨の石灰化、肋骨陰影、ローランド骨折、乳腺構築の乱れ、PIP関節損傷、X脚、O脚

《英文》

cephalopelvic disproportion（CPD）、Cobb法、computer-aided diagnosis、CR system、DRR、exposure data recongnizer（EDR）、FPD（flat panel detector）、free air、ionizing radiation、kerma、Orbitomeatal line（OML）、Osteo sarcoma（OS）、^{15}O-water、Rhese法、Scapula Y projection、Stenvers法、Swimmrer's position、carpal canal、elbow joint、hystero-salpingography、Scapula、Shoulder joint

4. 造影検査

《検査法》

二重造影像、胃透視、胃食道逆流検査、胃切除ビルロートⅠ法・Ⅱ法、一過性動脈塞栓物、嚥下造影、下大静脈フィルタ留置術、肩関節腔造影、カテーテル治療、冠動脈インターベンション、肝動脈塞栓、冠動脈内血栓溶解療法、冠動脈薬剤負荷試験、逆行性尿道造影、経皮経静脈的僧帽弁交連裂開術、経カテーテル動脈塞栓術、

経口的 X 線検査法、経動脈性 DSA（IVDSA）、経皮経管カテーテル血管形成術、経皮経静脈的僧帽弁交連裂開術、経皮的冠動脈インターベンション、血管性 IVR、血管造影検査、血行動態検査、小児嚥下造影、子宮卵管造影検査、食道造影、心臓カテーテル検査、脊髄造影法、セルディンガー法、早期検査、ゾンデ法、経静脈性 DSA（1VDSA）、体位変換、大腸内視鏡検査法、大腸ファイバー検査、注腸検査法、直腸指診、低緊張性十二指腸造影、定量的冠動脈造影法、デジタルマンモグラフィ、電気生理学的検査、動注療法、怒責時撮影、内視鏡検査、二重造影法、尿道造影検査、尿道膀胱造影検査、尿粘膜法、排尿後撮影、排尿後立位撮影、排尿中撮影、薄層法、パノラマ撮影、バルーン形成術、ミエログラフィ、レリーフ法、X 線小腸透視検査、X 線唾液腺造影

《造影剤》

陰性造影剤、オリーブ油、ガストログラフィン、グルカゴン、蠕動運動抑制剤、前投薬、低濃度バリウム、バリウム、バリウムの濃度、発泡剤、ブスコパン、硫酸バリウム、硫酸バリウム水溶液、陽性造影剤、ヨード過敏症

《装置・器具》

血管撮影装置、ステント、スワンガンカテーテル、造影剤注入器具、静脈留置カテーテル針、トリクロリールシロップ尿管カテーテル、バルーン付きゾンテ、ビデオ録画、ロータブレータ、I.I.-CCD システム、I.I. の有効視野

《写真・物理特性》

ハロゲン化銀写真材料、被ばく防護、ひび割れ現象

《臨床》

網目状構造、異物、胃、胃食道逆流（症）、イレウス、陰影欠損像、ウィリスの動脈輪、ウィリス輪閉鎖症、エコノミークラス症候、炎症性疾患、横行結腸、下大静脈、下腸間膜動脈、ガストリン、上部直腸、大腸、大腸癌取扱い規約、大腸進行癌、テストステロン、悪性所見、胃癌、萎縮性胃炎、肝臓の区域分類、上行結腸、小腸、食道、頭蓋骨、生理的狭窄部、切除胃、双角子宮、総頚動脈、大後頭孔、直腸、直腸 S 状部、椎骨動脈、破裂動脈瘤の三大好発部位、盲腸、遊走腎、虚血性脳血管障害、食道異物、食道癌、食道裂孔ヘルニア、腎盂尿管移行部狭窄症、腎外傷、腎血管性高血圧症、進行癌、心室中隔欠損症、腎嚢胞、水腎症、水腎腫、水頭症、水尿管症、前立腺肥大症、上肢骨肉腫、髄膜腫、頭蓋骨縫合早期癒合症、頭蓋内圧亢進、スコッチテリアの犬、スミス骨折、脊髄空洞症、脊髄疾患、脊髄脂肪腫、脊髄髄膜瘤、占拠性病変、先天性食道狭窄症、先天性胆道閉鎖症、先天性腸閉塞、先天性無形成腎、僧帽弁狭窄症、僧帽弁閉鎖不全症、大血管転位症、代謝疾患、大腸癌、大腸憩室、大腸

進行癌、大動脈解離、大動脈騎乗、大動脈縮窄症、大動脈弁狭窄症、大動脈弁閉鎖不全症、大動脈瘤、唾液腺造影、多形膠芽腫、脱臼骨折、脱髄疾患、膣瘻、中大脳動脈狭窄、腸重積症、直腸瘻、低酸素血症、動脈管開存症、動脈硬化、動脈閉塞性脳血管障害、動脈瘤、突発性大腿骨頭壊死、尿管結石、尿管腫瘍、尿管癌、尿酸結石、尿失禁、尿道狭窄、尿道憩室、尿道腫瘍、尿道断裂、道瘻、尿崩症、尿路結石、ネフログラム、脳血栓、脳室周囲白質軟化症、嚢状動脈瘤、脳静脈・静脈洞血栓症、脳塞栓、脳動脈瘤、肺塞栓（症）、肺動静脈瘻、肺動脈右肺動脈起始症、肺動脈栓症、肺葉性肺気腫、ハウストラ、馬蹄腎、バートン骨折、歯の奇形・埋伏、ファロー四徴症、腹圧性尿失禁症、腹腔内異物、分化型胃癌、閉塞性動脈硬化症、膀胱憩室、膀胱結石、膀胱腫瘍、方向性アテレクトミー、膀胱尿管逆流現象、膀胱尿管逆流症、膀胱瘻、紡錘状動脈瘤、未分化型胃癌、もやもや病、卵管閉塞、卵巣嚢腫

《英文》

Brown 変法、Brown 法、carotid angiography（CAG）、Compression、Couinaud 分類、diffuse type、digital subtraction angiography（DSA）、DIP、directly ionizing radiation、IADSA、incline、Interventional radiology（IVR）、IVR 室、IVDSA、IVP、Langer-wittkowsky 体位、Percutaneous coronary intervention（PCI）、Percutaneous transluminal angioplasty（PTA）、Percutaneous transluminal coronary angioplasty（PTCA）、quantitative coronary angiogtaphy（QCA）、retrograde urethra-graphy、RP 検査、TAE、tetralogy of Fallot、TEW（triple energy window）、transcatheter arterial embolization（TAE）、Treitz 靭帯、Urethro-cystography（UCG）、Urethrography（UG）、Vascular interventional radiology、Vertebral angiography（VAG）、Vesicoureteral reflux（VUR）、aberrant vessel、aortitis syndrome、apple coresign、arteriosclerosis obliterans（ASO）、atrial septal defect（ASD）、Bauhin 弁、Buerger 病、Chain CG、stomach cancer、fine network pattern、first pass extraction fraction、fusiform aneurysms、glioblastoma multiforme、Hirschsprung 病、Holzknecht 腔、intestinal type、stomach cancer

5. 救急撮影

《救急》

救急医療機関

《所見》

腹腔内遊離ガス像、フレイル・チェスト、肺外傷、遅発性仮性動脈瘤破裂、鈍的外傷、脳血管障害、脳血管攣縮、脳内出血、脳ヘルニア、脾外傷、閉塞性脳血管障害

《英文》

early contrast bolus effect、equivalent dose、FAST

6. CT 検査

《検査法》

急速静注法、呼吸停止、スライス計画、スキャンパラメーター、スライス厚、造影剤増強法、ダイナミック CT、点滴静注法、ヘリカルスキャン、マルチスライス、マルチスライス CT、X 線 CT、X 線 CT 検査後 KUB、X 線 CT 装置、X 線 CT 透視法

《造影剤》

オリーブオイル注入、水溶性造影剤

《装置・器具》

キセノン（Xe）ガス、高圧スリップリング、固体検出器、第 1、2、3、4 世代方式（X 線 CT 装置）、マルチスライス CT 装置、密度分解能、螺旋スキャン CT 装置、螺旋スキャン方式、CT シミュレータ

《写真・物理特性》

位置情報、拡大高分解能画像、患者スループット、関心領域、高吸収領域、高分解能再構成、三次元表示、低吸収領域、ビームハードニング、ビームハードニング補正、CT 検査予約票、CT シミュレータ画像、CT 値、X 線エネルギー

《人体構造》

腹部 CT、胸腺、硬膜静脈洞、股動脈、前立腺、大腿部、S 状結腸

《所見》

存在診断、量的診断、質的診断、意識障害、炎症性病変、横隔膜ヘルニア、下腿静脈血栓、外傷性病変、下垂体腫瘍、肝外傷、肝芽腫、肝血管腫、肝硬変、肝細胞癌、肝腫瘍、肝嚢胞、気管・気管支狭窄、奇形腫、急性硬膜外血腫、急性硬膜下血腫、胸腺腫、くも膜下出血、頸髄損傷、頸椎損傷、血管性病変、血胸、肩甲骨骨折、骨軟部組織腫瘍、コンパートメント症候群、脂肪塞栓症、縦隔気腫、縦隔腫瘍、腫瘍性腫病変、神経鞘腫、粟粒結核、胆嚢結石、虫垂炎、転移性肋骨腫瘍、てんかん、軟部組織腫瘍、膿胸、脳梗塞、亜急性期、肺気腫、肺サルコイドーシス、皮下気腫、腹水、腹部大動脈瘤、腹部動脈瘤、リンパ管筋腫症

《英語》

angio-CT、motion artifact、ring artifact、contrast enhancement（CE）、CTA、CTAP、CTA、CTAP、double contrast enhanced CT、high resolution-CT（HR-CT）、Hounsfield、Hounsfield unit（HU）、Interventional CT system、maximum intensity projection（MIP）、MDCT（multidetector-row CT）、3D-CT、3D-CT angiography 検査法、3D・CT cholangiography、3D-FLASH、transmission CT、Virtual colonoscopy、Virtual endoscopy（VE）、xyphoid process（XP）、abdominal aortic aneurysm（AAA）、Carcinoma of the pancreas、gallstone、hemangioma、hepatocelluar carcinoma（HCC）、metastatic liver cancer、renal cell carcinoma

7. MRI 検査

《検査法》

撮像時間、撮像視野、撮像パラメータ、三次元 MRA 法、造影 3DMRA、脂肪抑制法

《造影剤》

ガドリニウム、細胞外液性造影剤、常磁性体造影剤

《装置・器具》

圧可変式シャントシステム、アレイコイル

《写真・物理特性》

位相エンコート、液体抑制反転回復、エコートレイン数、角運動量、拡散、拡散強調画像、核磁気共鳴、核磁気モーメント、核スピン、角度動揺、渦電流、ジュール熱、灌流強調画像、緩和時間、緩和時間法、鳴回転数、共鳴周波数、グラディエントエコー、傾余磁場、傾斜磁場コイル、傾斜磁場の変動、ケミカルソフト、高速スピンエコー（法）、高濃度フェリセルツ、交流磁場、呼吸動態撮像、固有音速、最大信号投影法、磁化、磁化ベクトル、磁気回転比、磁気共鳴イメージング、磁気共鳴画像、磁気共鳴像、磁気双極子モーメント、磁気モーメント、磁場、心電図同期法、振動磁場、水分子、スピン、スピンエコー、スピン－格子緩和時間、スピン －スピン緩和、スピン－スピン緩和時間、スピン量子数、スペクトル、スペクトロスコピー、スライス励起、静磁場、生体情報、生体への作用、スポイラーグラディエント、騒音、層状血流、組織特異性造影剤、タギング、短 TI 反転回復法、超常磁性酸化鉄製剤、脳機能画像、脳賦活画像、90°パルス、180°パルス、パルス系列、パルスシーケンス、フェーズオーバーサンプリング、プロトン密度、プリサチュレーション、プロトン強調像、フローボイト、横緩和、横磁化、ラーモアの歳差運動、ラーモアの式、乱流、流速測定、リワインダー（rewinder：巻き返し）グラディエント、シミング、脂肪抑制画像、MRI 検査、MRI 検査予約票

《人体構造》

外側側副靱帯、外側半月板、関節軟骨、関節包、棘上筋、棘上筋健、頸部、甲下筋、肩甲下筋腱、肩甲骨、肩鎖靱帯、健板、肩峰、後距腓靱帯、後脛距靱帯、後脛誹靱

帯、後十字靭帯、後十字靭帯損傷、後半月大腿靭帯、三角骨、三角靭帯、三角線維
性軟骨、三角線維軟骨複合体、膝蓋靭帯、膝窩筋腱、膝窩靭帯、膝窩靭帯、脂肪抑制、
十字靭帯、周波数、小骨盤腔、上肢、踵腓靭、小菱形骨、心胸比、心膜疾患、総胆
管狭窄、総胆管結石、総胆管閉塞、大菱形骨、中耳、内耳、内側側副靭帯、内側半
月板、脳下垂体、半月板、メニスクス類似体、門脈系の解剖

《所見》

異所性子宮内膜、横断裂、神経刺激作用、外側側副靭帯断裂、解離性大動脈瘤、環
指動静脈奇形、キアリⅡ型奇形、臼蓋形成不全、健板断裂、胸郭出口症候群、虚血
性血管障害、頸髄動静脈奇形、肩原発性腫瘍、血管炎、結石、後腹膜血腫、子宮腺
筋症、子宮筋腫、子宮内膜症、四肢短縮症、脂肪腫、静脈奇形、静脈洞血栓症、静
脈瘤、心筋梗塞、心筋症、神経因性膀胱、腎腫瘍、新生児呼吸窮迫症候群、心臓腫
瘍、心タンポナーデ、髄液漏、肺管拡張、胆管胆道合流異常、膵腫瘍、垂直断裂、
膵頭部癌、膵尾部腫瘍、水平断裂、髄膜瘍、スポーツ外傷、前距腓靭帯、前脛距靭
帯、前脛腓靭帯、前十字靭帯、先天性心疾患、先天性水頭症、前半月大腿靭帯、大
腿骨頭壊死（症）、大腿四頭筋膝、大腿軟部腫瘍、大腿部皮下腫瘍、大動脈弓部の
奇形、唾液腺腫瘍、胆嚢腫瘍、胆嚢ポリープ、聴神経腫瘍、聴神経鞘腫、直腸肛門
奇形、頭部外傷、内頸動脈閉塞、内膜性嚢胞、軟骨下骨嚢胞、尿管狭窄、嚢胞、膿
瘍、肺動静脈奇形、肺分画症、半月板損傷、肥大型心筋症、表在性脳腫瘍、副腎腫
瘍、閉塞性動脈疾患、未破裂動脈瘤、門脈圧亢進症、羊水過少症、羊水過多症、類
皮嚢胞腫

《英語》

black blood 法、breathing dynamic imaging、CACP ライン、CHESS 法、
diffusion weighted images（DWD）、dorsal fascicle、echo train length（ETL）、
FAIR（flow sensitive alternating inversion recovery）法、fast SE 法、FBI
(fresh blood imaging) 法、FISP 法、FLAIR 法、FLASH（fast low angle shot)、
gradient motion rephasing（GMR）pulse、HASTE（half fourier single shot
turbo spin echo)法、height over area 法、inphase-outphase multi gradient echo 法、
keep vein open（KVO）、lung perfusion、luxury perfusion、magnetic resonance
angiography（MRA）、magnetic resonance imaglng（MRI）、magnetic resonance
spectroscppy（MRS）、magnetization transfer contrast（MTC）効果、MAP 法、
MH、MR cisternography、MR hydrography、MRCP、myocardial infarction、
myxoma、OL-RCF、OL-RLF、PC（phasecontrast）法、Presaturation pulse、
radial fascide、RARE（rapid acquisition with relaxation enhancement）法、RF

コイル、Short T1 inversion recovery（STIR）、Spoiler gradient、T1、T1 緩和、T2、T2 緩和、3D-GRT、TOF（time of flight）法、Weitbrecht's oblique ligament、Wiener フィルタ、aortic regurgitation、Bankart lesion、Hill-Sachs lesion、aortic dissecung aneurysm、cardiac tumor、cardiomyopathy、Hirschsprung 病、hypertrophic cardiomyopathy、impingemet 症候群

8. 超音波検査

《検査法》

カラードプラ法、心エコー検査、超音波検査、腹水量の計測、エラストグラフィ

《造影剤》

超音波造影剤

《写真・物理特性》

音響インピーダンス、超音波、超音波画像、非対称エコー、音圧、組織弾性イメージング

《所見》

腫大リンパ節、Couinaud の肝区域、炎症性乳腺腫瘤、急性虫垂炎、頸部リンパ節腫大、結腸憩室炎、限局性結節性過形成、総肝動脈幹リンパ節腫大、胆石症、転移性リンパ節腫大、腺嚢胞、乳頭癌、粘液腫、閉塞性動脈炎、傍大動脈リンパ節腫大、リンパ節腫大

《英語》

Contrast enhanced ultrasonography、FORE（Fourier rebinning）法、Junctional zone、magic angle effect、realtime virtual sonography、Ultrasonic wave

9. 眼底検査

《検査法》

眼底検査、眼底写真、蛍光眼底造影検査

《所見》

硝子体出血、近視性眼底、高血圧性眼底、硬性白斑、正常眼底、増殖前糖尿病網膜症、増殖糖尿病網膜症、綿花状白斑、網膜静脈分枝閉塞症、網膜点状出血、網膜剥離、緑内障、緑内障による視神経乳頭陥凹、網膜

10. 骨塩定量

《検査法》

骨塩定量

《所見》

続発性骨粗鬆症、肺静脈還流異常症

《英文》

osteitis quantification、BMC、BMD、BUA、CXD、DPA、DXA、MD、MPR、NAA、PQCT、Stiffness

11. 放射線情報

《医療情報》

医療情報、見読性、真正性、真陽性、保存性、電子媒体による保存、セキュリティ、内部精度管理、情報の共有化、ネットワーク、ワークフロー、国際原子力機関、シュード - トラクト法

《英語》

DICOM 規格、HIS（hospital information system）、PACS（picture archiving & Commnunication system）

12. 核医学検査

《検査法》

洗い出し率、安静時心筋シンチグラフィ、1日法（撮像法）、1回拍出量（SV）、胃排泄検査、右室駆出率（RVEF）、エロソール吸入シネシンチグラフィ、エロソール肺吸入シンチ、換気分布像、肝受容体、肝摂取率、肝排泄率、局所撮像、局所脳血流、局所脳血流値の測定、局所脳血流分布、局所脳血流、張末期容積（EDV）、左室駆出率（LVEF）、左室収縮末期容積（ESV）、左室心筋重量（Mass）、三次元再投影法、三次元フィルタ補正逆投影法、酸素摂取率、酸素代謝率、頸動脈圧迫試験、検出器最近接撮像、甲状腺シンチグラフィ、甲状腺シンチグラム、甲状腺の形態、甲状腺プロック、骨シンチグラフィ、収縮末期、重畳積分逆投影法（FBP）、シリングテスト、シリンジカウントの測定、心一回拍出量（SV）、心一回拍出量係数（SD）、心血流シンチグラフィ、心筋脂肪酸代謝シンチグラフィ、心係数（CD）、心室性頻拍、心室頻拍、心／縦隔比、腎静態シンチグラフィ、腎臓シンチグラフィ、人体筋肉量、人体内に存在する核種の影響、身体負荷量、心電図同期SPECT、心電図同期マルチゲート法、腎杯内集積、心／肺比、心拍出量（CO）、心拍同期SPECT、心プールシンチグラフィ、ぜいたく漕流、性能試験法、精全身SPECT撮像、全身イメージング機構、全身計測法、全身放射線測定装置、選択的局所平均化法、テクネガスシンチ、デキサメサゾン抑制シンチグラフィ、脳脊髄腔シンチグラフィ、障害心筋シンチグラフィ、肺換気シンチグラフィ、肺吸入シンチグラフィ、肺血流シンチグラフィ、肺循環時間（PTT）、肺容量分布像、肺血流検査、発光免疫測定法、ファンビーム型コリメータ、負荷心筋シンチグラフィ、不均一吸収（減弱）補正法、副腎シンチグラフィ、副腎髄質シンチグラフィ、副腎皮質シンチグラフィ、2日法（撮

像法)、分子イメージング、ヘパトグラム、便測定法、放射受容体測定法、放射性ヨード治療、放射免疫測定法、ホットスキャン、ホールボディスキャン、ヨード制限、ヨード制限食、ヨード摂取率、ラテックス凝集法、レノグラム曲線の解析、HCR 療法（術前の）、オートラジオグラフィ（ARG）、過塩素酸カリ（ロダンカリ）放出試験、核医学インビボ検査、核医学検査、競合的蛋白結合測定法、クェンチング（消光、駆出率（EF））、クリニカル PET、蛍光免疫測定法、血液標識法、甲状腺 ^{99m}TcO$_4$ 摂取率検査、甲状腺摂取率測定装置、甲状腺ヨード摂取率検査、酵素免疫測定法、コンビネーションアッセイ、サイノグラム、再分布、最尤―期待値最大化法(ML-EM、OS-EM)、最尤推定―期待値最大化アルゴリズム、左室拡ジェネレータ、時間・放射能曲線、糸球体性腎炎、脂肪吸収試験、消化管運動機能検査、初回循環摂取率、食道動態検査、腎機能解析ソフト、トレーサ動態解析、甲状腺容積・重量の算出、消化管吸収試験、トリヨードサイロニン（T$_3$）抑制試験、ビタミン B$_{12}$ 吸収試験、非放射性測定法、標識法、微粒子法、微量放射能測定、ボルトンハンター試薬

《医薬品》

アシアロ、アセタゾラミド、アルドステロン、エリスロポエチン（EPO）、エロソール、キャリア（担い手）、キレート剤、神経伝達物質、神経伝達物質受容体、組織ポリペプタイド抗原、ロラクチン（PRL）、ベンゾジアゼピン、放射性医薬品、放射性核種、クロラミン、CA 15-3、CA 19-9、CA 125、^{11}C-acetate、CEA（carcinoembryonic antigen）、Chang 法、CLIA、*in vivo* 法、過テクネチウム酸ナトリウム、既知量の核種、クエン酸ガリウム、骨親和性放射性医薬品、テクネチウム心筋製剤、テクネガス、パーテクネート、^{57}Co-VB$_{12}$、^{58}Co-VB$_{12}$、^{11}C-palminate、^{51}Cr- アルプミン、^{18}F$_2$、^{18}F-DOPA、^{18}F-FDG、fT$_3$、fT$_4$、^{67}Ga-citrate、^{131}I- アドステロール、^{131}I- オレイン酸、^{131}I- トリオレイン、^{131}I-MIBP、^{123}I-IMP、^{123}I-1MZ、^{123}I-MIBG シンチグラフィ、^{131}I-MIBG、^{111}In- オキシン、^{111}In- トランスフェリン、^{111}In-DTPA、^{131}I-PVP、^{40}K、Kanno-Lassen 法、^{81m}Kr ガス、^{81m}Kr ガス法、^{81m}Kr ガス溶液、^{13}N-ammonia、^{18}O-H$_2$O、^{99m}Tc-DTPA、^{99m}Tc-ECD、^{99m}Tc-HMDP、^{99m}Tc-HMPA0、^{99m}Tc-HAS、^{99m}Tc-HSA-D、^{99m}Tc-MAA、^{99m}Tc-MAG3、^{99m}Tc-MDP、^{99m}Tc-MIB1、^{99m}TcO$_4$$^-$、^{99m}Tc-pertechnetate、^{99m}Tc-PYP、^{99m}Tc-RBC、^{99m}Tc-TF、^{99m}Tc- コロイド、^{99m}Tc- スズコロイト、^{99m}Tc 標識障害赤血球、^{201}TlCl（Thallium-201chloride）、^{133}Xe クリアランス法、^{133}Xe- ガス、^{133}Xe 溶液

《装置・器具》

ガンマカメラ、ガンマプローブ、アイソトープ検査室、アナログカメラ、アンガーカメラ、イリザロフ創外固定器、エルゴメータ、コリメータ、シンチカメラ、シン

チレーション式サーベイメータ、ストレイト型コリメータ、スライスシールド（セプタム）、スリット型コリメータ、デジタルカメラ、多結晶型カメラ、多結晶型ガンマカメラ、テーパ型コリメータ、負イオン加速型サイクロトロン、プラスチックシンチレータ、フラットフィールド型コリメータ、フルデジタルカメラ、ブロック検出器、SPECT、ベンダーカメラ、無機シンチレータ、メディアン（中央値）フィルタ、モービルカメラ、有機シンチレータ、ライトガイト、ラプラシアンフィルタ、レノグラム装置、Band-pass フィルタ、BGO 結晶、Butterworth フィルタ、delayed SPECT、DOI 検出器、dynamic SPECT、early SPECT、印加電圧、ウェル型シンチレーションカウンタ、ウェル型電離箱、液体シンチレーションカウンタ、液体シンチレータ

《写真・物理特性》

安定性、一次微分、エッチング処理、エネルギーウインドウ法、エネルギースペクトル、エネルギー転移係数、エネルギー分解能、エミッション収集、エミッションスキャン、遠隔効果、応答感度特性、階調曲線、回転軸ずれ、移動平均法、拡張末期、拡張末期心筋壁厚（WT）、加工フィルタ、加重マトリックス、加重マトリックス処理、換気・血流比像、幾何学的配置、逆投影法、逆フィルタ、吸収（減弱）、吸収・散乱補正、吸収補正、吸収補正用線源、均一吸収（減弱）補正法、近傍平均、空スキャン、偶発同時計数、雑音除去、雑音等価係数（NEC）、サブセット、サンドイッチ状、放射能計測配置、散乱同時計数、散乱の補正、散乱フラクション、経時的差分処理、計数効率、計数損失、計数密度、高周波雑音、光電子増倍管、光電ピーク、光電面、後方散乱、固有エネルギー分解能、固有均一性、固有空間直線性、固有空間分解能、固有計数率特性、逐次近似法、視野制限、遮断周波数、遮蔽体、遮蔽の方法、遮蔽用鉛板、波数 - 距離関係、周波数空間、処理画像、シングル・チャネル波高分析器、シンチレータの発光波長、心電図ゲート、密度、鮮鋭化処理、線形フィルタ、扇形変動磁場、先験確率、前処理フィルタ、総合均一性、総合空間分解能、同時計数、同時計数回路、トランスミッション収集、トランスミッションスキャン、トレッドミル、ナイキスト周波数、ナイキスト標本化、2 核種同時収集、増倍率、速度定数、体内放射線、体内放射能量、ダイノード、ダイレクトスライス、多重計数機能、多重波高分析器、遅延同時計数、逐次近似画像再構成法、中央断面定理、重畳積分逆投影法（FBP）、直線性、低域通過フィルタ、低域波過フィルタ、低エネルギーγ線、抵抗マトリックス方式、位置演算、ディジタル、ディジタル画像、定性的解析、定量値、定量的解析、ディレイライン方式、位置演算、テクスチャー尺度、伝達関数、天然核種、電離箱カウンタ、二次微分、熱雑音、粘液線毛輸送機構、濃縮（enrich）、

半導体カメラ、比較測定、非線形フィルタ、貧困灌流、ファースト・パス法、フィルタ関数、フィルタリング処理、フェロキネテックス、不均一性、復元フィルタ、部分容積効果、飽和能、プリセットカウント、プリセットタイム、分散の確率密度関数、平滑化処理、放射平衡、ポジトロン、ポジトロン飛程、ボリューム、ボリュームレンダリンク、マイクロスフェア、マイクロスフェアモデル、マトリックス、ミルキング、ランダム同時計数、background、Bayes 画像再構成法、Bull's-eye 表示、^{137}Cs 線源、DEW 法、γ 線の光電ピーク、ウェル形線量計の位置依存性、クロススライス、コンプトン散乱、コンボリューションサブトラクション法、サイクロトロンの等時性、最高周波数、最小検出感度、最大受容角、自然計数、時定数、ジピリダモール、H/M 比、標準曲線、標準線源

《生理活性物質》

血液型不適合輸血、血液量、血小板寿命、血液脳関門、抗体、コンパートメント解析、コンパートメントモデル、左室、自己抗体、Kupffer 細胞、脂肪酸代謝、循環血液量、循環血漿量、循環赤血球量、消化管出血インスリン、エストロゲン（E_1、E_2、E_3）、エラスターゼ、黄体形成ホルモン（LH）、クロラミン、甲状腺刺激ホルモン（TSH）、甲状腺ホルモン、抗利尿ホルモン（ADH）、コルチゾール、受容体、腫瘍マーカー、成長ホルモン（Gn）、赤血球寿命、赤血球の半寿命、赤血球標識、前立腺特異抗原、総 lgE、中枢性ベンゾジアゼピン受容体、鉄吸収、鉄欠乏性貧血、貪食作用、糖代謝、糖代謝率、特異 lgE、トランスフェリンリセプター、トリプシン、内分泌ホルモン、二官能性キレート剤、ノルエピネフリン、イムノラジオメトリックアッセイ、ヒト膵ホスホリパーゼ、副甲状腺ホルモン（PTH）、標識赤血球、副腎皮質刺激ホルモン（ACTH）、ペプシノーゲン、ポリクローナル、モノクローナル抗体、レニン、C-ペプチト

《所見》

肝機能障害、巨赤芽球性貧血、高度肝機能障害、重症急性膵炎、腎血行障害、早期（急性）反応、痴呆、腸閉塞、陳旧性心筋梗塞、不明熱、悪性褐色細胞腫、移植腎、黄疸、悪性貧血、悪性リンパ腫、アジソン病、アトピー性皮膚炎、アルツハイマー型痴呆膚炎、アレルギー、アレルギー性鼻炎、異所性 ACTH 産生腫瘍、異所性 ADH 産生腫瘍、異所性胃粘膜、異所性甲状腺、アレルギー、アレルギー性鼻炎、異所性 ACTH 産生腫瘍、異所性 ADH 産生腫瘍、異所性胃粘膜、異所性甲状腺、異所性褐色細胞腫、異所性副甲状腺腫、異所性ホルモン産生腫瘍、依存型糖尿病、一過性脳虚血発作、過機能副甲状腺腫、褐色細胞腫、化膿性関節炎、肝炎、肝炎ウイルス、肝癌、関節炎、関節唇、関節リウマチ、感染性関節、気管支喘息、気道狭

窄閉、逆流性食道炎、急性肝炎、急性骨髄炎、急性骨髄性白血病、急性膵炎、狭心症、クッシング症候群、クッシング病、クレチン病、外科的黄疸、血清病、結節性肺病変、血栓症、血栓性静脈炎、原発性アルドステロン症、原発性肝癌、原発性肝細胞癌、原発性骨粗鬆症、原発性副甲状腺機能亢進症、抗原、謬原病、甲状腺癌、甲状腺機能亢進症、甲状腺機能低下症、甲状腺腫、甲状腺腫癌、甲状腺髄様癌、甲状腺囊腫、交通性水頭症、骨髄線維症、腫瘍形成型膵炎、漿液性囊胞腺癌、消化器癌、消化性潰瘍、自律神経失調症、腎奇形、陳旧性心筋梗塞、心筋炎、腎結石、腎梗塞、腎細胞癌、心サルコイドーシス、腎実質障害、腎盂内憩室、腎瘢痕、深部静脈血栓症、心不全、腎不全、薄麻疹、髄液耳漏、髄液鼻漏、膵炎、膵外分泌性トリプシンインヒビター、膵ラ島腫、正常圧水頭症、接触性皮膚炎、先天性肝胆道閉鎖症、相対的赤血球増加症、僧帽弁疾患、大動脈炎症候群、蛋白漏出性胃腸症、転移性肝癌、転移性肝腫癌、転移性腫瘍、糖尿病網膜症、頭頸部癌、頭頸部癌の病期分類、頭頸部腫瘍、糖尿病、特発性血小板減少性紫斑病、特発性副甲状腺機能低下症、同所性（正所性）ホルモン産生腫瘍、内科的黄疸、頭頸部癌 TNM 分類、二次性赤血球増加症、二次性副甲状腺機能亢進症、二次性副甲状腺機能低下症、乳児肝炎、尿細管壊死、尿路排泄障害、尿路停滞、粘液水腫、脳血管性痴呆、脳炎、脳出血、脳神経疾患、脳循環動態評価、脳循環予備能、脳脊髄液短絡路の機能評価、脳脊髄液漏の診断、肺高血圧症、非依存型糖尿病、不安定狭心症、副甲状腺機能亢進症、副甲状腺腫瘍、副甲状腺腫瘍シンチグラフィ、副甲状腺腺腫、非交通性水頭症、副腎褐色細胞腫、副腎機能低下症、副腎性器症候群、副腎腺腫、副腎皮質腫癌、プラナー像、プランマー病、変性型痴呆、ホルモン異常、慢性肝炎、慢性腎炎、慢性腎不全、慢性膵炎、慢性閉塞性肺疾患、無菌性骨壊死、胸やけ、メッケル憩室、溶血性貧血、ヨークサック腫瘍、拳縮性狭心症、労作性狭心症、ワルチン腫瘍、A 型肝炎、ADH 異常分泌症（SIADH）、AVF、B 型肝炎、Barrett 食道、bat wing appearance、C 型肝炎、CD36 I 型欠損、crossed cerebellar diaschisis（CCD）、Sipple 症候群、Sjogren 症候群、rhabdomyosarcoma、左心不全、散発性ウイルス性脳炎、閉塞性肺疾患

《英語》

ECLIA、Emory cardiac toolbox、WFDG、FDG-PET、Fick の原理、FOV、fusion、fusion image、FWHM、geometry、GSO、Lassen の補正式、late phase、linear energy transfer（LET）、LSO、Matas test、Merged SPECT、MIBG シンチグラム、MIRD 法、misery perfusion、ML-EM 法、MPR（multi planer reconstruction、or reformation）、MSRB（multi slice rebinning）法、multi-channel pulse height analyzer、multi-channel scaler、multi-crystal array

法、NaI（Tl）scintillation counter、NaI（TI）scintillator、neuroreceotor、neurotransmiter、NMSP、noise equivalent count（NEC）、OSEM（ordered subset expectation maximization）、OS-EM 再構成処理、OS-EM 法、Patlak plot 法、PET、PET 装置、PET-CT、PET/CT 装置、p-Fast、PFR、POP、POPOP、receptor model、region of interest（ROI）、registration、remote effect、retention index、RI angiography、rotationalscan 法、RPC 法、SAC（segmented attenuation Correction）、Scanning 法、Semi-*in vivo* 法、Shepp-Logan filter、Single channel pulse height analyzer、SLX（シアリル Lex-i 抗原）、SMPTE パターン、Sorenson 法、Space occupying lesion、SPECT 撮像、SPECT 装置、SSRB（single slice rebinning）法、Standard Chair 法、Standardized uptake value（SUV）、Steady-state 法、TAC（time acuvity curve）、TCA サイクル、TEW（triple energy window）、3D-PET、TPA、2D-PET、WBP 法、Lung uptake、AFP（α-fetoprotein）、acetazolamide（Diamox）、blood brain barrier（BBB）

13. 放射線治療

《治療法・照射法・治療計画》

アイソセントリック法、逆 Y 型照射野、患肢温存、呼吸停止法、呼吸同期法、腫瘍制御線量、全脊髄照射野、全脳照射野、前立腺癌の原体照射、耐容線量、治療可能比、治療線量、定位手術的照射、定位照射専用リニアック治療装置、定位的放射線治療、電子線照射、電子線による全身皮膚照射法、ペンシルビーム法、放射線治療の説明文書、ポジショニング、マントル照射野、予防の全脳照射、ラジオサージャリ、リスク臓器、リニアックサージャリ、X線照射野、1 日多分割照射法、1 門照射、運動照射、回転照射、急速過分割照射法、空間的線量分布、姑息照射、固定照射、根治照射、原体照射、集学的治療、術後照射、術前 HCR 療法、術前照射、術中照射、寝台移動法、接線照射、全身照射、全身皮膚照射、全脊髄照射、全脳照射、線量分割法、対向 2 門照射、大線量小分割法、直腸癌全骨盤照射、直腸癌 4 門照射、直角 2 方向法、直交 2 門照射、通常分割法、定位放射線照射、低線量全身照射、低線量率照射、動体追跡照射法、乳房接線照射、半身照射、表面照射、振子照射、予防照射、陽子線治療、テーブルルックアップ法、位置決め像、疑似直角 2 方向法、自動照合、照射体積（IV）、線量分布計算装置、線量分布計算法、線量分布計算用コンピュータ、治療計画、治療計画装置、治療体積（TV）、同時 2 方向撮影、肉眼的腫瘍体積（GTV）、不均質補正法、べき TAR（powerlaw TAR）法、ホットスポット対策、モンテカルロ法、臨床標的体積（CTV）、計画標的体積（PTV）、計画リスク臓器体積、治療精度、円状部分切除術、連続同時併用療法（化学療法との）、ABVD 療法、

actinomycin D、リンパ節領域域解剖図

《腔内照射・組織内照射》

バルーン式アプリケータ、マイクロ線源、マイクロトロン治療装置、アフターローディング法、一時装着用小線源、永久刺入線、遠隔操作、遠隔操作式小線源治療装置、オボイト、管腔内照射、吸収補正用密封 RI、腔内照射（法）、腔内照射用線源、血管内照射、血管内放射線治療、高線量率 RALS、高線量率照射、高線量率線源、後挿填法、骨親和性放射性同位元素 ^{89}Sr、参照線源、サンドイッチ測定法、刺入手技、周術期組織内照射、上咽頭アプリケータ、小線源、小線源治療、小線源治療装置、小線源治療のフローチャート、上咽頭アプリケータ、食道用アプリケータ、ストロンチウム 89、線源位置情報の収得、線源強度、前立腺癌に対する組織内照射、組織内照射、組織内照射の適応疾患、線源配置法、タンデム、タンデムシリンダ、短半減期核種、低線量率線源、放射性同位元素内用療法、放射線治療病室、マンチェスタ法、密封 RI、モールド照射、A 点・B 点の概念、^{198}Au 線源、β 線源、可動式アプリケータ、^{60}Co 線源、^{125}I、^{125}I シード密封小線源、^{192}Ir 線源、RALS、^{89}Sr

《装置・器具》

アイソセンター、医療用直線加速装置、ウェッジフィルタ、回転ガントリ躯体、回転ガントリ治療室、外部照射の照射野、外部放射線治療装置、確認写真、加速管、ガンマナイフ、幾何学的照射野、共振空洞、空洞共振器、くさびフィルタ、クライストロン、高エネルギー放射線発生装置、固定具（照射時の）、固定式ヘッドリンク、固定治具、固定用フレーム、遠隔コバルト治療装置、座位治療台、サイドポインタ、サイバーナイフ、シエル、絞り、絞り装置、シャドウトレイ、遮蔽金属ブロック、遮蔽金属ブロック作製器、主制御器、照合装置、照射筒、照射ヘッド、照射野限定器、スキャタリングフォイル、制御システム、焦点皮膚間距離、線源回転軸間距離、線源回転中心間距離、側視鏡、体幹部固定用フレーム、体幹部用固定具、対向板、着脱式ヘッドリンク、治療寝台、定位放射線照射システム、定在波形線形加速器、デフレクションチューブ、電子銃、電子線コーン、導波管、頭部固定具、ドリフト管、波のり現象、二次電子濾過板、熱可塑性樹脂、パルス変調器、バンチャー部、定在波形線形加速器、フィールドランプ、ビーム軸、ビームトランスポートシステム、表在X線治療装置、ピン・アンド・アーク、フラットニングフィルタ、フロントポインタ、ベータトロン、ベータトロン治療装置、ヘッドリング、偏向電磁石、放射線治療室、放射線ヘッド、補償物質、ボーラス、マイクロトロン、マグネトロン、マルチリーフコリメータ、補償フィルタ、モニタ線量計、モニタ電離箱、ミラー、放射線発生装置、リニアック、リニアック治療装置、利用線錐、レギュラ部、定在

波形線形加速器、レーザ投光、進行波形線形加速器、高周波発信器、サイクロトロン、シンクロトロン、スキャニング法、二重散乱体法、リッジフィルター、粒子線、粒子線照射、粒子線治療システム、ワブラー法、ワブラー・散乱半径と照射野平坦度、X線シミュレータ、X線シミュレータ画像

《線量測定・物理・生物》

荷電粒子線、間接電離放射線、高エネルギーX線、高エネルギー光子、高エネルギー電子線、三次元線量分布、酸素効果、散乱、散乱係数、照射野、照射野寸法、極小照射野、前方散乱、臓器別TDF、側方散乱、タイマ端効果、低LET放射線、電子線、電子線エネルギー、電子線に対する遮薇、電子線の実用飛程（R_0）、電離箱線量計、トレーサビリティ、半影、ベルゴニエ・トリボンドーの実験、マイクロ波、リニアックグラフィ、利用線錐に対する遮蔽、拡大ブラッグピーク、ブラッグピーク、高LET放射線、重荷電粒子線、重粒子線、陽子線、組織空中線量比、組織最大線量比、スケーリング因子、イオンの再結合損失、医療用線量標準研究会、温度・気圧補正、カーマ、感度の校正、感度分布、基準空気カーマ率、基準深、基準点、基準点吸収線量、吸収線量、極性効果、空気カーマ、空気カーマ強度、空気カーマ透過率、空気カーマ率、空気吸収線量、空中照射線量、空中組織吸収線量、空洞電離箱、空洞理論、グレイ、クロスキャリブレーション、国際放射線単位測定委員会、温度計、校正深、校正定数（N_c）、校正点、校正点吸収線量、校正用ファントム、実効中心、実効中心点、実用飛程（R_p）、指頭形電離箱、シャロー（フラット）形電離箱、出力、出力係数、照射線量、深部（吸収）線量、深部吸収線量分布、深部線量曲線、深部線量半価深、深部線量比、深部電離量半価深、深部電離量百分率、深部率曲線、深部量曲線、深部量百分率、線源検出器間距離、線源最大（深）間距離、線質測定、線質変換係数、線量計の校正、線量計の校正定数、線量測定、線量分布の測定、組織ファントム線量比、線源標的間距離、線源表面間距離、線質、標的基準線量、標的基準点、標的体積、表面吸収線量、ビルドアップ、ビルドアップキャップ、ビルドアップ効果、ファーマ形線量計、ファーマ形電離箱線量計、ファントム、ファントム材、ファントム散乱係数、ビルドアップ領域、不確定度、平行平板形電離箱、水吸収線量校正定数、読み値、漏れ電流、リファレンス（基準）線量計、漏電効果、^{60}Coγ線標準場、外部精度管理、輝度劣化、経済効率、始業点検、定期点検、品質管理、品質保証、保守点検基準、QAプログラム、抗癌剤

《病名》

浅在性腫瘍、悪性グリオーマ、悪性黒色腫、悪性腫瘍、悪性髄膜腫、悪性線維性組織球腫、悪性リンパ腫の病期分類、移植片対宿主病、陰茎癌、ウィルムス腫瘍、腋

窩郭清、腋窩リンパ節転移、嚥下困難、円状部分切除術、横紋筋肉腫、横紋筋肉腫のグループ分類、横紋筋肉腫の病期分類、外陰癌、間質性肺炎、開口障害、下咽頭癌、下顎骨壊死、下垂体腺腫、過分割照射法、間質性肺炎、肝臓癌、顔面神経麻痺、局所進行癌、局所浸潤膀胱癌、歯状息肉腫、歯状息肉症グリア細胞、グリオーマ、グレーブス眼症、血管腫、結節硬化型、ホジキンリンパ腫、原発性脳腫瘍、原発巣不明頸部リンパ節転移、原発不明癌、膠芽腫、口渇、睾丸腫瘍、口腔癌、高 Ca 血症、口腔乾燥症、喉頭癌、喉頭浮腫、口内炎、肛門癌、交互併用療法（化学療法との）、骨腫瘍、骨髄生検、骨髄穿刺、骨転移、骨転移の疼痛、骨肉腫、骨盤内癌、混合細胞型、ホジキンリンパ腫、再生不良性貧血、細胞膜損傷、嗄声、耳下腺炎、耳下腺腫瘍、子宮癌、子宮頸癌、子宮頸部扁平上皮癌、子宮体癌、子宮体癌術後骨盤内再発、子宮体部癌、歯肉癌、脂肪肉腫、縦隔内甲状腺腫、縦隔既細胞性腫瘍、重症筋無力症、絨毛癌、絨毛腫瘍、ジャーミノーマ、手術不能進行直腸癌、腫瘍随伴症候群、腫瘍摘出術、上咽頭癌、上顎癌、小細胞癌、小細胞肺癌、シュワン細胞腫、上衣腫、上大静脈症候群、上咽頭癌、小児脳腫瘍、上皮性癌、上皮性腫瘍、上腹部腫瘍、所属リンパ節、腎癌、神経芽細胞腫、神経芽細胞腫、国際病期分類、神経原性腫瘍、神経膠芽腫、神経膠細胞、神経膠腫、神経節芽腫、神経節腫、進行性肝細胞癌、深在性腫瘍、真性赤血球増加症、随芽腫、肺癌、膵臓癌、頭蓋咽頭腫、星細胞腫、声門上部癌、脊髄圧迫症候群、脊髄圧迫症状、脊髄炎、脊倫腫瘍、節外性辺縁帯 B 細胞リンパ腫、舌癌、セミノーマ、腺癌、センチネルリンパ節生検、前立腺癌、前立腺腫瘍、相加効果、相乗効果、造血幹細胞移植、退形成性星細胞腫、大細胞癌、胎児型横紋筋肉腫、唾液腺癌、多形神経腰芽腫、胆管癌、胆道癌、胆嚢癌、大腿リンパ浮腫、中咽頭癌、直腸癌、直腸癌術後再発、低悪性リンパ腫、定型的乳房切除術、低分化型扁平上皮癌、低分化腺癌、転移性脳腫瘍、動静脈奇形、軟骨壊死、難聴、軟部腫瘍、乳癌、乳癌死亡、脳壊死、脳腫瘍、脳腫瘍の G 分類、脳腫瘍の TM 分類、脳腫瘍の病期分類、脳転移、脳動静脈奇形、脳浮腫、肺癌、肺癌随伴症候群、脛細胞系腫癌、肺線維症、肺腺癌、肺扁平上皮癌、白内障、同時併用療法（化学療法との）、二次発癌、晩期障害（放射線照射による）、晩期反応、晩発障害、腔 NK／T 細胞リンパ腫、脾腫、非小細胞癌、非小細胞肺癌、非上皮性腫傷、皮膚 T 細胞リンパ腫、皮膚炎、皮膚癌、びまん性大細胞型 B 細胞リンパ腫、貧血、副鼻腔癌、ぶどう状肉腫、分化型甲状腺腺癌、分化型腺癌、分化型扁平上皮癌、閉塞性黄疸、閉塞性水頭症、閉塞性肺炎、扁平上皮癌、膀胱癌、放射線脊髄炎、放射線感受性、放射線宿酔、放射線食道炎、放射線心膜炎、放射線脊髄炎、放射線脊髄症、放射線治療後の再発、放射線肺線維症、放射線肺臓炎、乏突起謬腫、ホジキン病、ホジキンリンパ

腫、末梢血管、慢性骨髄性白血病、ミニ移植、未分化癌、未分化扇平上皮癌、ユーイング肉腫、良性腫瘍、味覚障害、無作為臨床比較試験、免疫学的反応、網膜芽細胞腫、網膜芽腫、有害事象、卵黄嚢腫瘍、卵巣癌、卵巣腫瘍、リンパ球減少型、ホジキンリンパ腫、リンパ球優位型、ホジキンリンパ腫、リンパ腫、リンパ性腫瘍、リンパ節外初発、ホジキンリンパ腫、リンパ節腫大、リンパ浮腫、濾胞性リンパ腫、ADH 分泌異常症候群

《英語》

BED（biological effective dose）、BEV、CRT、CRT intensity、CT-Liniac 一体型照射法、EPID、extended field、IMRT（intensity modulated、radiotherapy）、IMRT システム、linear-quadratic（LQ）モデル、long SAD 法、Micro-MLC、MLC、NSD（nominal standard dose）、NTCP（normal tissue complication probability）、Pencilbeam、Performance status、QOL（quality of life）、radiationtherapy、Radiosurgery、RI 治療装置、SRS、SRT、Stereotactic radiosurgery（SRS）、Stereotactic radioltherapy（SRT）、TDF（time dose flactionation factor）、therapeutic ratio、3D-CRT（three-dimensional conformal radiotherapy）、tomotheraphy、air kerma strength、intracavitary radiotherapy、intraluminal radiotherapy、half body irradiation（HBI）、Heyman 法、Involved field、IORT、Skin gap 法、bragg peak、Spread out bragg peak（SOBP）、convolution-superposition、CTV、DMU、DVH 評価、GTV、look up table 法、matching 法、Organ at risk（OR）、Point-spread function、PRV（planning organ at risk volume）、PTV、TAR 比法、TERMA、W-value、absorbed dose、calibration、energy deposition、kernel、Gy、ICRU、International Electrotechnical Commissional（IEC）、JARP 型線量計、reference air kerma rate、reference air kerma rate、adriamycin、rhabdomyosarcoma、anaplastic astrocytoma、Ann Arbor 分類、astrocytoma、breast cancer、chemo-radiotherapy、CHOP 療法、craniopharyngioma、CTC（common toxiclty criter）、Cushing 症候群、rhabdomyosarcoma、Eaton-Lambert 症候群、germ cell tumors、germinoma、glioblastoma、graft versus host disease（GVHD）、Hodgkin'slymphoma、Intergroup Rhabdomyosarcoma Clinical Grouping System（IRS）、International Neuroblastoma Staging System（INSS）、mediastinal tumor、meningioma、mycosis fungoides、National Wilms' Tumor Study Group の病期分類、neoadjuvant chemotherapy、neuroblastoma、non-Hodgkin's lymphoma、Paget 癌、pains core、pancoast 型肺癌、paraneoplastic syndrome、 pituitary adenoma、pleomorphic type、SCC、Schwalnnoma、Sezary 症候群、SVC 症候群、TNM システム、TNM 分類、VAC 療法、Vincristine Wilms tumor、SAR

14. 温熱療法

《温熱療法》

全身加温療法、サーミスタ、三次元的な温度分布、ハイパーサーミア、蒸散療法、蛋白質変性、熱電対、熱電対温度計、針型電極、ヒートショック蛋白、水補償フィルタ、誘電型加温、レーザーサーミア、局所加温、腔内加温装置、ラジオ波、皮下脂肪

《英語》

Water-compensating filter（WCF）、ablation、heat shock protein（HSP）、PRV（planning organ at risk Volume）、thermistors、thermocouples

15. 放射線管理

《放射線管理》

《法令》

ラジオアイソトープ、放射線障害防止法、人事院規則、電離放射線諮問委員会、地方厚生局、中性子線、1 日最大予定数量、医療法施行規則、遮蔽計算法、医療用加速器使用施設、医療用加速器使用室、インターロック、監視区域、管理区域、管理区域境界、汚染検査、核医学施設、コンクリート壁（管理区域境界の）、サイクロトロン室、診療用高エネルギー放射線発生装置、診療用放射性同位元素使用室、診療用放射性同位元素使用室の遮蔽、診療用放射性同位元素使用室の配置、診療用放射性同位元素の遮蔽計算、廃棄業者、排気浄化装置、排気設備、廃棄設備、廃棄物収納袋、排水口における水中濃度の計算、排水設備、放射性同位元素濃度の計算、保管廃棄、陽電子準備室、陽電子診療室、陽電子待機室、リニアック使用室、漏洩実効線量

《測定器》

放射線測定器、放射線測定用、サーベイメータ、電離箱式サーベイメータ、GM サーベイメータ、蛍光ガラス、ガラス線量、中性子サーベイメータ、半導体式サーベイメータ、半導体式ポケット線量計、ハンドフットクロスモニタ、フィルムバッジ、被ばく線量測定器、熱蛍光線量計、シーベルト、シーマ、プラスチックシンチレーションファイバー、プレドーズ、プレフィルタ、ポケット線量計、ガスモニタ、環境測定器、固体飛跡検出器、積算型の放射線測定器、面積線量計、HEPA フィルタ

《物理》

線エネルギー付与、組織荷重係数、退出基準、窒息現象、チャコールフィルタ、ディスポーザブルシリンジ、放射線荷重係数、光中性子線、光中性子線量、ラジウム線、ラドンガス（^{222}Rn）、α線源、^{198}Au、β^+放出核、光核反応、自然放射線、方向性線量当量、防護眼鏡、防護量、放射化、空気中濃度限、空気中の放射性同位元素濃度の計算、公衆の線量限度、個人線量当量、散乱線分布、しきい値エネルギー、実効線量、実効線量係数、実効線量透過率、実用量、周辺線量当量、診療用放射線照射器具、診療用放射線照射装置、組織荷重係数、生成核種、制動放射、低透過性放射線、透過性放射線、等価線量、透視モード、内部被ばく、鉛当量、排風機、飛散率、不均等被ばく、フッ化リチウム物理的半減期、変換係数（GX）、放射性医薬品投与患者、放射性同位元素、放射性同位元素装備診療機器、迷路散乱X線、迷路散乱中性子線の遮蔽、迷路の構造、有効壊変定数、有効半減期、誘導放射能、陽電子断層撮影診療用放射性同位元素、陽電子断層撮影、診療用放射性同位元素使用室の遮蔽計算、陽電子断層撮影用RI、陽電子放射型断層像（PET）、漏洩線に対する遮蔽、最高定格電圧、最大定格管電流、最大予定数量、照射線量率定数、焦点受像器間距離、消滅放射線、診療用X線装置、Cアーム型透視装置、X線室の遮蔽計算、X線診療室の遮蔽、X線診療室の配置、X線診療室の面積、汚染防止用防護手袋、オムツ、活性炭、医療廃棄物（固体状）、液体廃棄、固体廃棄物、教育・訓練、健康診断、放射線施設、被ばく線量測定記録、被ばく線量の法的規制値、放射線管理、放射線業務従事者、放射線取扱主任者、放射線の測定方法、放射線の測定箇所、放射線の物理量、スラブファントム、OSLD、RI標識、確定的影響、確率的影響、貯蔵施設

《英語》

effective dose、SID、TLD、ICRU球、ICRU、phantom、radon

参考・引用文献

1) 広辞苑、岩波書店、昭和 58 年.

2) 朝日新聞用語漢字：朝日新聞の用語の手びき、朝日新聞社、1986.

3) 常用漢字表　平成 22 年 11 月 20 日　内閣告示、文化庁.

4) 桔梗　泉：百科　新ビジネス常識、主婦と生活　生活シリーズ 117、平成元年.

5) 福田　遵：例題演習で身につく技術士第二次試験論文の書き方、日刊工業新聞社、2011.

6) 江原勝幸：看護学生のためのレポート書き方教室、照林社、2015.

7) 吉田健正：大学生と大学院生のためのレポート・論文の書き方、ナカニシヤ出版、2014.

8) TNC 技術士第二次試験対策研究会・編：平成 28 年度　技術士第二次試験「原子力・放射線部門」解答事例集―21 事例月―必須科目全回答解説付、株式会社新技術開発センター、2016.

9) 熊谷孝三：高エネルギー 6 MV X 線治療における二次電子除去フィルタの評価、日本放射技術学会雑誌第 44 巻第 5 号、527-534、昭和 63 年.

10) 高橋　隆：研究成果を魅力的な英語論文に仕上げるヒント、日本癌学会学術総会モーニングレクチャー、2016.

11) 佐竹秀行：英語論文の書き方、日本癌学会学術総会モーニングレクチャー、2014.

12) G. N. Hounssfield：Computed transvrerse axial scanning（Tomography）：Part1. Description of system, Britishu Jourbal of Radiology, 46, 1016-1022, 1973.

13) 遠藤啓吾・編：図解　診療放射線技術実践ガイド、第 4 版、文光堂、2020.

診療放射線技師のための
研究論文・レポートの書き方 価格はカバーに
表示してあります

2021 年 5 月 19 日　第一版 第 1 刷 発行

著　者　　熊谷　孝三 ©
　　　　　くまがい　こうぞう
発行人　　古屋敷　信一
発行所　　株式会社 医療科学社
　　　　　〒 113-0033　東京都文京区本郷 3－11－9
　　　　　TEL 03 (3818) 9821　　FAX 03 (3818) 9371
　　　　　ホームページ　http://www.iryokagaku.co.jp
　　　　　郵便振替　00170-7-656570

ISBN978-4-86003-129-9　　　　（乱丁・落丁はお取り替えいたします）